甲状腺癌的
防治

吴高松　彭莉娜 ○ 主编

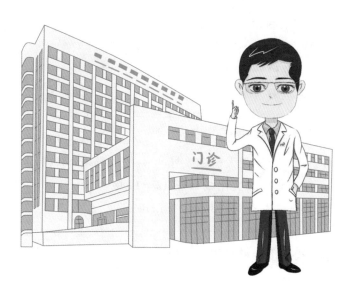

长江出版传媒

湖北科学技术出版社

图书在版编目(CIP)数据

甲状腺癌的防治与康复/吴高松，彭莉娜主编．－武汉：湖北科学技术出版社，2021.8

ISBN 978-7-5706-1234-5

Ⅰ.①甲… Ⅱ.①吴… ②彭… Ⅲ.①甲状腺疾病－腺癌－防治②甲状腺疾病－腺癌－康复 Ⅳ.①R736.1

中国版本图书馆 CIP 数据核字(2021)第 026681 号

甲状腺癌的防治与康复

JIAZHUANGXIANAI DE FANGZHI YU KANGFU

策划编辑：冯友仁

责任编辑：程玉珊　李　青　　　　　　　　封面设计：胡　博

出版发行：湖北科学技术出版社　　　　电话：027－87679485

地　　址：武汉市雄楚大街 268 号　　　　邮编：430070

　　　　　（湖北出版文化城 B 座 13－14 层）

网　　址：http://www.hbstp.com.cn

印　　刷：武汉市金港彩印有限公司　　　　邮编：430023

880×1230　　　　　1/32　　　　7 印张　　　　200 千字

2021 年 8 月第 1 版　　　　　　2021 年 8 月第 1 次印刷

定价：49.80 元

本书如有印装质量问题可找承印厂更换

《甲状腺癌的防治与康复》

编　委　会

主　编　吴高松　彭莉娜

副主编　卢　芳

绘　图　彭莉娜

编　委（按姓氏笔画排序）

王　欢	王　敏	王高洁	甘枭雄	龙淼云
冯健华	刘　威	刘九洋	刘茜茜	刘思奇
李　婉	李　璇	李金朋	杨　倩	吴羽旻
何玉琨	沈　飞	宋　瑞	张　号	张国娟
张跃鹏	陈　成	陈　威	陈　强	陈凤琦
罗　璇	周　娟	周　瑞	郑乐葳	胡珈茗
胡梦媛	钟林堃	候晋轩	彭　坤	褚文丽
蔡文松	廖亦秦	戴淑娟		

主 编 简 介

吴高松，武汉大学中南医院甲状腺乳腺外科主任，主任医师，教授，博士研究生导师。原同济医科大学学士、硕士，华中科技大学博士，美国约翰霍普金斯大学博士后。兼任美国甲状腺学会会员，亚太甲状腺外科学会委员，中国医疗保健国际交流促进会循证医学分会乳 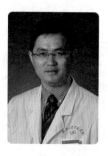 腺甲状腺疾病学部主任，中国研究型医院学会甲状腺手术学组副组长，湖北省乳腺甲状腺学会会长兼理事长，湖北省乳腺甲状腺学会甲状旁腺分会主任委员，湖北省乳腺甲状腺学会乳腺炎性疾病分会主任委员，原卫生部规划国家重点视听教材《甲状腺全切除术的技术改进及规范》主编。

医疗特长：

甲状腺功能保护性手术。在国际上，发表五种冠名"吴高松"的甲状腺规范术式（美国甲状腺学会会刊 *Video Endocrinology*）；发表甲状腺手术中预测神经功能完整性的标准，为甲状腺手术精准功能保护提供参考（美国甲状腺学会会刊 *Thyroid*）；发表《甲状旁腺功能分型》，提出甲状旁腺功能保护策略；发表《临床实用性喉上神经分型》，提出喉上神经解剖性功能保护理念。

乳腺癌功能保护性手术。原创性手术方法——上肢淋巴系统

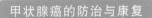

功能保护性乳腺癌腋窝淋巴结清扫术，以封面论文发表在美国乳腺外科学会及外科肿瘤学会会刊《外科肿瘤年鉴》，并同期刊发国际权威专家长篇正面评论。

特发性肉芽肿性小叶性乳腺炎根治性手术。对复发率极高的临床难治性特发性肉芽肿性小叶性乳腺炎等慢性乳腺炎性疾病，创新及规范了一系列治疗方法。

继发性甲状旁腺功能亢进症个体化治疗。结合中国国情，提出了继发性甲状旁腺功能亢进症新术式，提出了个体化、多学科全程、终生管理策略。

彭莉娜，女，副主任医师，医学博士，医学插画师。常年工作于三甲医院，长期从事乳腺外科、甲状腺外科相关疾病临床及科普工作。深圳市健康教育专家，并担任广东省临床医学学会甲状腺分会委员，华南名医联盟成员，广东省抗癌协会甲状腺分会青年委员会常务委员，广东省健康管理协会甲状腺分会委员，广东省 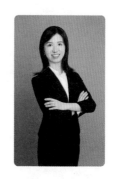 保健协会乳腺分会委员，深圳市抗癌协会肿瘤精准治疗专业委员会常务委员，深圳市医师协会乳腺分会委员，深圳市医学会乳腺外科委员，深圳市医师协会甲状腺分会委员。擅长各种乳腺良、恶性肿瘤的诊断和治疗，甲状腺良、恶性肿瘤及甲状旁腺肿瘤诊断和综合治疗。发表论文数篇，完成宝安区课题一项、广东省课题一项。主编的《像我们这样的乳腺癌患者》一书，被评为湖北省科学技术厅优秀科普作品。在国内各大网络平台发表科普宣教类及插画类作品数十篇。

‖‖ 前　言 ‖‖

　　有人说，甲状腺癌是最有机会治愈的癌症，甚至可以不用手术治疗，其中不乏部分医生也保留这种理念。诚然，甲状腺癌患者中的大多数治疗效果都非常理想，甲状腺癌也因其较低的死亡率被大家称之为"懒癌""幸运癌""可以被治愈的癌"。可是根据一项美国的数据显示，1994—2013年，甲状腺癌病例数量增加了3倍多，同时晚期甲状腺癌病例每年增加约3%，死于该病的人数每年增加约1%——这无疑是个糟糕的消息：随着发病率的提高，甲状腺癌的死亡率其实也在同步提升。

　　在我国，甲状腺癌的5年生存率远低于欧美国家。我在长期工作的总结和观察中发现，造成我国甲状腺癌治疗效果差主要有以下3个原因：①诊断及治疗不及时；②治疗不规范；③随访不规范。为了给基层地区的患者提供专业的信息和治疗的帮助，我所在的武汉大学中南医院甲乳外科发起和组织了"湖北省乳腺甲状腺科普百县行"活动，近2年内下基层20余次，都是利用医生和护士们平时的休息时间去做科普宣传。虽然辛苦，但大家都很有使命感，在这个过程中我们深切地感受到，甲状腺癌的防治工作仍任重而道远。

我从事甲状腺外科专科工作已几十年，积累了两万余例的甲状腺手术经验，每年门诊量万余人次，在国内的临床经验相对丰富，这促使我决心撰写一本关于甲状腺癌的科普书，希望我的经验和专业知识能够真正帮助到广大的甲状腺癌患者。

我在华中科技大学同济医学院附属同济医院工作和学习了很长时间，耳濡目染，受到裘法祖、夏穗生、吴在德、邹声泉、陈孝平、杨镇等一大批德高望重前辈潜移默化的影响。"要把病人的痛苦时刻放在心上，将病人的需求作为自己的追求。"这句话就是我的工作守则。我有一个工作习惯一直保留至今，无论我每天做多常规的手术，都会像西方人吃饭前祷告一样，虔诚地在手术开始之前心中默念 3 遍：一定要细致！一定要细致！一定要细致！我提醒自己在整个手术的过程中都不能有丝毫的懈怠。常年的工作经验告诉我，手术过程中任何一个并发症，也许对于甲状腺癌患者整体是个小概率事件，但对于每个患者和家属造成的负面影响，都可能会非常严重。

甲状腺癌虽然总体来说预后比较好，但首次手术是否规范对治疗是极为重要的，这是甲状腺癌独立的预后因素。甲状腺手术难吗？可能算不上是大手术，但是对手术操作者的技术和专业性要求极高，它是一个可以衡量医生水平高低的手术。美国现代外科学之父威廉·斯图尔特·霍尔斯特德（William Stuart Halsted）曾经说过，甲状腺外科手术是衡量一个外科医生手术技巧最佳的手术。甲状腺血供非常丰富，所在位置周围有不少重要的生理构造，熟练的外科医生甲状腺手术可以做得非常漂亮，像绣花一样，操作精准度高，不伤及其他的器官和组织，也不出血。与之相反，术中不规范的操作则极有可能造成血肉模糊的场面，甚至会给患者带来消极的治疗影响和严重的后果。因此，我在甲状腺乳腺外科的工作中，一直致力于甲状腺和乳腺手术技术的不断改进，并逐渐形成了自己独有的特色和理论体系。我给我的团队反复强调甲状腺癌的手术需要遵循无瘤原则与微创原则，在此基础上，手术中必须尽量做到甲状腺的十三保留，即对甲状腺癌根治术的患者保留喉上神经、喉返神经、甲状旁腺、副神经、胸锁乳突肌、颈内静脉、迷走神经、膈神经、颈丛大的分支、颈动脉、颈前肌群、胸导管、颌下腺十三项重要的结构。同时我还总结出吴氏甲状腺逆行切除术、甲状腺血管处理技术、甲状腺手术精确被膜解剖技术、甲状腺"整块切除"技术、甲状旁腺保护技术、定点精确双极电凝止血法止血、独创的"解剖性保护"喉返神经和喉上神经等技术，都在国内外受到广泛认可，我希望这些技术能够帮助甲状腺癌患者在保证生活质量的同时获得根治，真正改善甲状腺癌患者的预后。

我遇到的甲状腺癌患者常分为两种极端，一种会认为这个病甚至不需要治疗，另一种则对癌症这个字眼充满了担忧和恐惧，十分担心甲状腺癌会转移到淋巴结、肺等。面对甲状腺癌的威胁究竟应该怎么办才好？甲状腺的检查方法很多，是不是靠一般的检查就能够检查出来？5个人中3个人或2个人就可以检查出甲状腺结节，是否发现结节就应该警惕？在甲状腺结节可能发展为甲状腺癌过程中有没有预兆？……我们收集了大家对于甲状腺癌许多常见的问题和疑虑，查阅了大量文献和资料，并结合我和我的团队成功的临床经验，会在本书中就大家关注的问题做出专业细致的解答。本书的特色也体现在我们还将一些比较晦涩难懂和难以记忆的内容以图片的方式呈现，用图文并茂、生动易懂的方式去让广大患者快速地理解和消化。

通过本书的内容分享，希望传达给广大患者，甲状腺癌并不可怕，患者不必要恐慌；然而对它也绝不可掉以轻心，甚至消极治疗。毕竟人体任何脏器的癌症都是病患和医护人员需要高度重视和谨慎对待的，甲状腺癌也不例外。大家需要对疾病建立正确、科学的认知，才能真正提高广大甲状腺癌患者的生存率和生活质量，直至最终康复和痊愈。

吴高松

2020 年 10 月书于东湖之滨

目　录

康 复 篇

防 治 篇

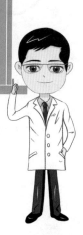

甲状腺到底长在哪里？它有什么用？

甲状腺到底长在哪里

大家好，我叫"小甲"，经常有人问我的家在哪里，那么我就给大家介绍一下我自己吧。

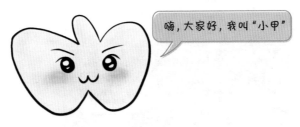

"小甲"的出现

时常有人误以为整个脖子都是我的"豪宅"，其实我通常只是住在脖子的正中间。由于我和蝴蝶长得很像，所以很多时候大家都用蝴蝶来形容我的形态。我的名字很霸气的，我之所以叫"甲状腺"，是因为我像盾牌一样守护在气管的前面。

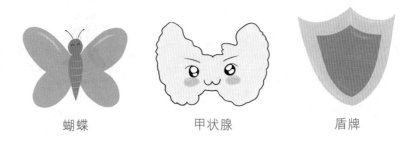

蝴蝶　　　　　　甲状腺　　　　　　盾牌

大家一般认为我是由左、右两部分（甲状腺左侧叶、甲状腺右侧叶）组成的，但我其实是一个整体，我的中部比较狭窄，是因为被气管挤得"户型"不太好，而通常这个狭窄的部位被称为"甲状腺峡部"。

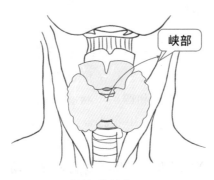

峡部

甲状腺的位置

　　有几个亲密的小伙伴和我住在一起，他们是"甲状旁腺"。正常人一般有 4 个甲状旁腺，少数人仅有 2 个或 3 个甲状旁腺，他们常位于甲状腺背后，直径 0.2～0.5 cm，有时紧附于甲状腺背面。甲状旁腺的功能是分泌甲状旁腺素（parathyroid hormone，PTH），它的主要作用是负责合理分配人体的钙元素，维持骨骼和血液中钙的动态平衡。

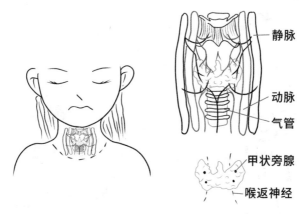

静脉

动脉

气管

甲状旁腺

喉返神经

甲状腺及其毗邻器官

除了气管，我还有几个非常重要的邻居：喉返神经、喉上神经、甲状软骨、食管、颈动脉、颈静脉，还有特别多的淋巴结。

说了这么多，那么甲状腺到底有什么用呢？——内环境的秘书

甲状腺主要功能是合成、贮存和分泌甲状腺素。甲状腺素有三碘甲状腺原氨酸（T_3）和四碘甲状腺原氨酸（T_4）2 种。碘是合成甲状腺素的重要原料。甲状腺合成甲状腺素受脑垂体产生的促甲状腺激素（thyroid stimulating hormone，TSH）调控。

胃肠道可以帮助消化，心脏提供血液循环动力，而甲状腺的功能很难用一句话来说清楚。甲状腺像一个指挥器官，协调心脏、肝脏、消化道及神经系统，其分泌的激素参与人体的生长发育及新陈代谢过程，它是人体最重要的内分泌腺体。你可以认为甲状腺是一个秘书，它的"BOSS"（老板）——大脑只负责发号施令，然后秘书"小甲"负责协调和动员各相关部门的工作。

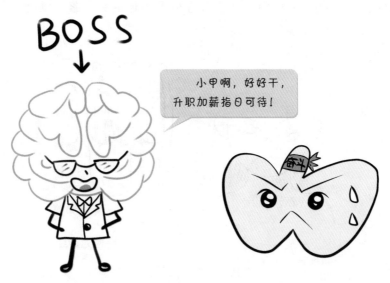

甲状腺的作用

这么繁重的协调工作"小甲"能不能完成全靠"小甲"的秘密功能——生产甲状腺素，这个功能不仅仅影响了您的"颜值""身高"，还与"智商"有关。

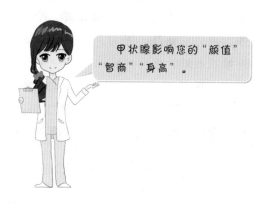

甲状腺影响您的"颜值""智商""身高"。

甲状腺素有3个主要功能

产能：促进新陈代谢，增加耗氧，维持人的正常生理功能。

长高：在儿童时期，对骨骼的生长发育和成熟尤为重要。

增智：新生儿如果缺乏甲状腺素会智力低下，儿童会生长迟缓，成人会出现反应迟钝、记忆力减退。

天才

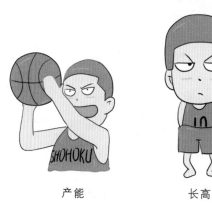

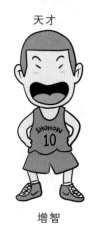

产能　　　　　长高　　　　　增智

甲状腺素的主要功能

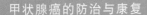
甲状腺素是不是越多越好

当然不是，甲状腺素的供给必须符合人体的需要。

过多——甲亢（甲状腺功能亢进症）：出现性情急躁、易激动、失眠、双手颤抖、怕热多汗、皮肤潮湿、食欲增大但消瘦、体重减轻、心悸、内分泌紊乱、无力、易疲劳等症状，严重者甚至会出现肢体近端肌萎缩。

过少——甲减（甲状腺功能减退症）：出现智力低下（以小儿患者多见）、记忆力减退、反应迟钝、嗜睡、精神抑郁、畏寒、食欲减退、便秘、腹胀、性欲减退、月经不调、下肢黏液性水肿等症状。

供需平衡——健康状态。

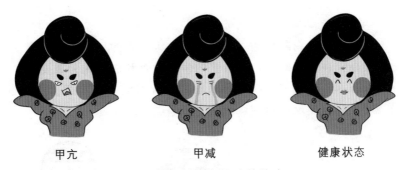

甲亢　　　　　　　甲减　　　　　　　健康状态

甲状腺素多少会导致的状态

小结

1. 甲状腺位于颈部正中处，周围有很多重要的结构。
2. 甲状腺主要功能是合成甲状腺素，影响您的"颜值""身高"，还有"智商"。
3. 甲状腺素多或少都不好，刚刚好才是最健康的状态。

甲状腺的"自查秘籍"是什么？

前面我们介绍了甲状腺的准确位置，您记住了吗？

没错，就是在脖子的正中间。

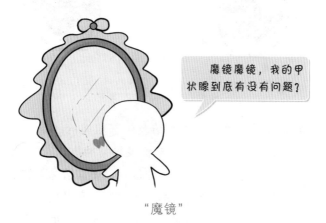

> 魔镜魔镜，我的甲状腺到底有没有问题？

"魔镜"

既然咱们是一本靠谱的甲状腺科普书，那么必须要无私地奉献一下甲状腺的"自查秘籍"。

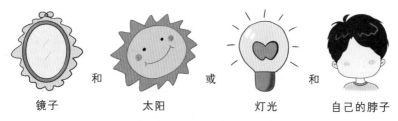

镜子　　　　　　和　　　　　太阳　　　　　　或　　　　　灯光　　　　　和　　　自己的脖子

甲状腺的"自查秘籍"

首先呢，您要准备一面镜子，没错，就是镜子！

然后，需要有充足的光线。

去除多余饰品如领带、丝巾、围巾等，敞开衣服领子，暴露颈部，轻微抬起下巴。

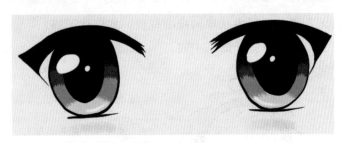

"秘籍"第一招——看

我们可以看到稍微突起的喉结及颈部肌肉的线条。左右轻微旋转头部，看看颈部有无左右不对称及异常肿物。

甲状腺位于喉结下方2～3 cm的位置，正常情况下我们很难看到和摸到甲状腺，因为它和周围的"兄弟们"和平相处，不会占用它们过多的空间。只有少数颈部脂肪少，皮薄的人可以看到一点点（注意：硬硬的喉结不是甲状腺，喉结的真相是"骨头"。即甲状软骨，真正的甲状腺在喉结下方2～3横指距离的地方）。

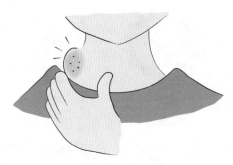

"秘籍"第二招——摸

先吞口水（没错，就是做这个动作），可以看到喉结会随着吞咽上下活动。

然后把手放到喉结下方，大概 2 横指，也就是甲状腺的位置，再吞口水，感受一下是否摸到肿大。

医生建议：没有摸到肿物不代表一定没事！但是摸到异常一定需要到医院去检查。

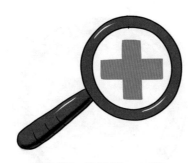

"秘籍"第三招——找

通常甲状腺结节要大于 1 cm 才能被摸到，有些颈部肌肉发达和脂肪厚的人也很难摸得到。大部分还需要靠甲状腺超声检查才能发现，所以如果您特别焦虑或者发现有甲状腺结节的时候，别忘记找医生。

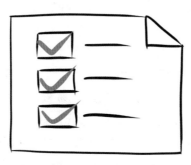

"秘籍"第四招——查

并不是说查出甲状腺结节就一定是有很严重的问题。因为，甲状腺结节≠甲状腺癌。文献报道超声检查的甲状腺结节诊出率高达 19％～67％，但是恶性的比例仅占结节的 5％～15％。已经确诊有甲状腺结节，经过评估考虑良性可能较大，建议在 6～12个月内复查甲状腺超声；若评估后可疑恶性或暂时无法接受治疗的恶性结节，可以缩短随访间隔时间，定期检查，密切观察。

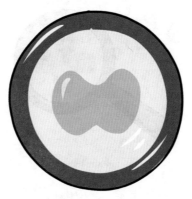

"秘籍" 第五招——察

　　另外，平时我们可以留心观察一些甲状腺疾病可能会出现的症状，提高警觉。

　　哪些情况需要考虑是甲状腺出了问题

　　（1）呼吸困难、吞咽困难：这是因为有时甲状腺看起来不大，但是它悄悄侵占了邻居气管的空间，造成气管受压。

　　（2）声音改变：不明原因的声音嘶哑、声音变低沉。

　　（3）易怒：突然变得性情急躁、易激动，出现失眠、双手颤抖、怕热多汗、皮肤潮湿、食欲增大但消瘦、体重减轻、心悸等。

　　（4）易困：智力低下（小儿多见）、记忆力减退、反应迟钝、疲劳、乏力、嗜睡、情绪低落、精神抑郁、食欲减退、便秘、腹胀、性欲减退、月经不调等症状。

（5）疼痛：大部分甲状腺疾病不会有颈部疼痛，常见为亚急性甲状腺炎或甲状腺囊肿出血会造成局部胀痛。

医生建议：检查不是做得越多、越频繁就越好，排查甲状腺结节主要目的是及早发现甲状腺癌。美国预防医学工作组（US Preventive Services Task Force，USPSTF）建议，如果暂无上述明显症状，并且没有甲状腺疾病家族史、放射线接触史、备孕等情况的人群，不建议进行甲状腺癌的筛查，过度的诊断或筛查甲状腺癌其弊大于利。

小结

1. 甲状腺的"自查'秘籍'"是一"看"、二"摸"、三"找"、四"查"、五"察"。
2. 甲状腺的问题信号：呼吸困难、吞咽困难、声音改变、易怒、易困、疼痛。

为什么现在甲状腺癌越来越多？

我注意饮食，餐餐都均衡营养。

我锻炼规律，周周都坚持健身。

我洁身自好，从来不抽烟喝酒。

可甲状腺癌还是找上了我！这是为什么？

甲状腺癌是"重女轻男"的富人癌！

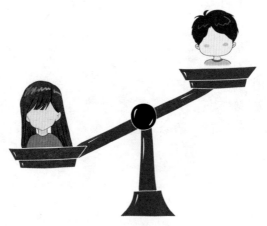

"重女轻男"的富人癌

根据 2020 年全球癌症负担状况最新估计报告：

（1）2020 年中国癌症新发病例数前十的癌症中，甲状腺癌新发人数为 22 万，位居第 7。

（2）2020 年中国女性癌症新发病例数前十的癌症中，甲状腺癌新发病例数为 17 万，位居第 4。

（3）2020 年全球女性新发病例数前十的癌症中，甲状腺癌新发人数为 45 万，位居第 5。

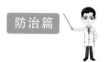

甲状腺癌的发病特点

（1）发达国家（1.3/10 000）＞发展中国家（0.4/10 000）。

（2）在女性中高发（占 75％），是男性的 3 倍。

（3）患癌者年龄越来越年轻化，高发年龄 20～45 岁。

甲状腺癌发病率升高的原因

一方面，人们对于甲状腺的体检意识增强，越来越多的单位和个人体检时增加了甲状腺的体检项目使得甲状腺癌的检出率升高。

另一方面，近年来随着彩超技术的普及，检测仪器的准确度、灵敏度提高，超声科医生检查水平得到提高，并且甲状腺癌的诊断方法也由过去的超声诊断变为现在的细针穿刺活检，由此说明甲状腺癌的发病率升高与诊断方法有关是有一定道理的。

但发表在《美国医学会杂志》（*JAMA*）的一项研究分析了1974—2013 年美国国立癌症研究所（NCI）数据库中记录的77 000多例甲状腺癌病例后发现诊断方法的改进并不是唯一的原因，还有其他的因素导致甲状腺癌病例数的增加。

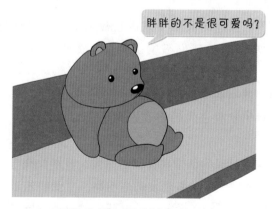

肥胖会增加甲状腺癌的风险

例如，引起甲状腺癌还有一种可能因素是肥胖。根据 2019 年韩国的一项研究发现：①随着 BMI（体重指数）增加甲状腺癌发生率也随之增加；②无论是男性还是女性，随着腰围水平的增加，甲状腺癌发生风险也随之增加。

同年，我国的一项大型回顾性研究表明：肥胖是分化型甲状腺癌（DTC）的潜在独立危险因素（尤其是对于 50 岁以下人群），给予肥胖患者减重干预可能有利于甲状腺癌的预防和治疗。

暴露于电离辐射可能增加甲状腺癌风险；碘摄入量与甲状腺疾病风险被认为存在 U 型关系，即碘的过低和过高摄入都可能增加甲状腺疾病风险。然而，不管发病病例的增多是源于诊断方法的改进，还是由于肥胖等其他因素的影响，甲状腺癌的死亡率此前一直被认为是稳定的。

另一项研究则发现：1994—2013 年，甲状腺癌病例数增加了 2 倍，同时晚期甲状腺癌病例每年增加约 3%，死于该病的人数每年增加约 1%。1974—1977 年，美国甲状腺癌每年的发生率为 4.6/100 000。2010—2013 年，这一数字达到 14.4/100 000——这表明，随着发病率的提高，甲状腺癌的死亡率其实也在同步提升。

以往，甲状腺癌的低死亡率让它被大家称为"懒癌""幸运的癌"，但这项数据给我们敲响了警钟，提醒我们不要因此忽视甲状腺癌。

甲状腺癌发病的影响因素

医学界对甲状腺癌的确切成因尚未下定论，公认的影响因素如下。

辐射：这是已经确认排在首位的原因。日本长崎与广岛在原子弹爆炸后，当地居民甲状腺癌发病率增高。对受切尔诺贝利核事故影响的地区进行的流行病学调查，也证实放射性物质（来自核试验的放射性沉降物）是甲状腺癌发病的危险因素。放射线接触电离辐射，特别是某些患者儿童时期接受过放射性治疗，其甲状腺癌的发

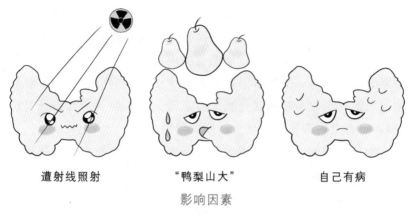

遭射线照射　　　　　"鸭梨山大"　　　　　自己有病

影响因素

生率也多有增高。在 20 世纪 20—50 年代的美国，医生曾用高剂量的 X 射线治疗那些患扁桃体炎、粉刺或者头颈部问题疾病的儿童，后来通过随访发现其中一部分人患了甲状腺癌。平常的医疗检查，如 X 射线或 CT 的放射性要低很多，是否会增加甲状腺癌风险还不确定，但为了安全，儿童应该尽可能少接受放射性检测，如果必需，则应该使用不影响结果的最低剂量。也有研究认为甲状腺癌放射损害可能与人类白细胞抗原-DR7（HLA-DR7）有关。

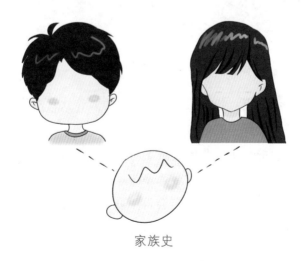

家族史

家族史有关：在一些甲状腺癌患者中，常可询及家族史，尤其是甲状腺髓样癌，约7％的甲状腺髓样癌有明显的家族史，且往往合并有嗜铬细胞瘤等，推测这类癌的发生可能与染色体遗传因素有关。此外，少数有甲状腺肿家族史的人群有发展为甲状腺癌的风险，少数有结肠或直肠息肉家族史的人群（家族型肠息肉病），也有发展为甲状腺乳头状癌的风险。

检出率增加：彩超技术普及，超声科医生检查水平的提高及仪器灵敏度的提高。

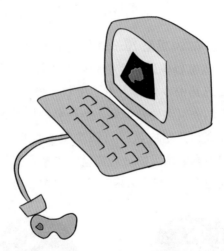

"火眼金睛"的高频彩超

不良生活习惯：长期熬夜、精神压力大、饮食不均衡等。

有导致甲状腺癌的危险因素怎么办

通过上面的分析，我们了解了可能会导致甲状腺癌的一些风险因素。但是请大家不要对号入座，即使存在一个或者更多的风险因素并不意味着这个人一定会得甲状腺癌。实际上大多数人即使存在这些风险因素也不会患甲状腺癌，因为我们体内是有防御机制的。通常情况下，正常的细胞增殖形成新的细胞以供机体正常运行。当正常的细胞出现衰老或者被破坏时，会有新的细胞产生，取而代之维持机体的正常运行。除非这种正常的秩序出现紊乱，例如，在机体不需要时，新的细胞出现增殖，一些本该衰老或者破坏的细胞没有凋亡，这些异常增殖形成的细胞构成的组织，我们才称之为肿瘤。

甲状腺癌为何被称为"懒癌"和"幸运癌"

那是因为甲状腺癌是所有癌症之中存活率和治愈率最高的癌症，没有之一。

甲状腺癌目前在美国的治愈率超过 90％，在国内也接近 85％，如果是年轻人发病，且发现得早的话，治愈率几乎是 100％。

> **小结**
>
> 1. 甲状腺癌的发病特点：发达国家＞发展中国家；女性＞男性；年轻化。
> 2. 甲状腺癌发病的影响因素：辐射、家族史、不良生活习惯。
> 3. 甲状腺癌因其良好的预后被称为"懒癌"和"幸运癌"。

您的甲状腺癌被过度诊治了吗？

2020 年，世界卫生组织下属国际癌症研究机构（IARC）发表的一项研究显示，一些国家的甲状腺癌病例中因过度诊断发现率高达 60％～90％。《柳叶刀－糖尿病及内分泌学》最新发表的一项研究也分析了中国不同地区甲状腺癌的流行病学特点和过度诊断状况，发现城市经济水平和医疗资源丰富程度的地区该现象比较明显。

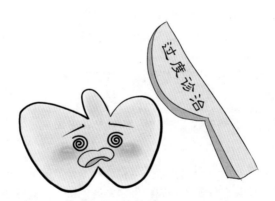

"甲状腺癌"是否被过度诊治

这一研究使得很多人感到非常的愤怒与震惊，是不是自己的甲状腺癌真的被过度诊治了呢？我们身边包括一些医学专家甚至都后悔地说，自己不应该做甲状腺手术，完全是被过度诊治了。

作为甲状腺专科医生，我们对于这种误会表示——很委屈

在甲状腺癌的大家族中，甲状腺乳头状癌和滤泡性癌比较多。

而关于甲状腺癌是否被过度诊治：最大的争议集中在甲状腺微小乳头状癌（papillary thyroid microcarcinoma，PTMC）（"微

小"）的诊治上，即小于等于 1 cm 的甲状腺乳头状癌是否需要积极治疗。

对于"微小"的理解

微小的可能之一：可能就是恶性肿瘤发展的过程，从小开始长起，但是要转移、要侵犯周围的神经、肌肉、气管、食管。

微小的可能之二：可能本身就真的是一个懒惰的癌症，它一直以小于 1 cm 直径的尺寸伴随终身，到死亡也不发病。

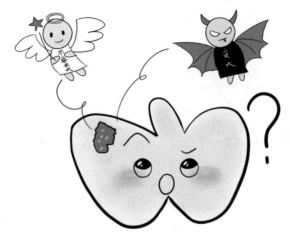

"微小"真的安全吗

真实的世界——"微小"同样可能是伤害

（1）临床上见到很多患者病理切片提示为甲状腺微小乳头状癌，然而颈部淋巴结却广泛转移。这部分患者目前无合理解释，不治疗，可能会有更加严重的后果。

（2）某些晚期的甲状腺癌，肿瘤侵犯与转移会严重影响患者的生存质量及生命安全，在早期发现时就立刻进行积极的诊断治疗并不存在过度诊治的问题。

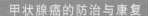

甲状腺微小乳头状癌究竟是一个懒惰的癌症，还是一个凶险分子，你敢去和生命赌博吗？

微小癌≠低危癌

只能说部分患者可能发展缓慢甚至不发展，事实的比例是多少目前还无法判断。

现有的数据是，微小癌经过正规治疗，死亡率比较低、愈后比较好。

并非所有直径小于 1 cm 的癌都适合随诊观察。

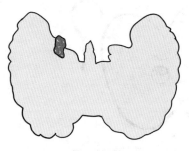

侵犯被膜

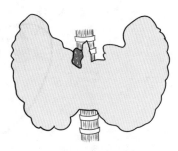

侵犯气管

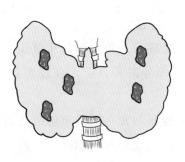

多发病灶

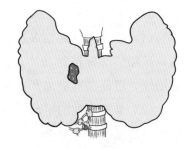

周围淋巴结转移

尽管美国甲状腺协会（The American Thyroid Association，ATA）指南已将积极监测作为诊治低风险甲状腺微小乳头状癌患者的手段之一，但临床上专家和大部分指南建议一旦超声检查时发现这些微小癌伴有以下情况时，都不再适合随诊观察，而应该直接进行外科手术：

（1）甲状腺被膜受侵犯。

（2）气管受侵犯。

（3）甲状腺内多发微小癌灶。

（4）伴有周围淋巴结转移。

小结

1. 甲状腺微小癌≠低危癌。

2. 微小癌伴有以下情况时，都不再适合随诊观察，而应该直接外科手术：①甲状腺被膜受侵犯；②气管受侵犯；③甲状腺内多发微小癌灶；④伴有周围淋巴结转移。

甲状腺癌有哪些表现？

"医生，我脖子这里既不疼，又不痒，怎么就是长了癌了呢？我不信！"这是甲状腺癌患者与医生之间最常见的对话，患者常常满脸不解地拿着彩超报告来询问医生。

真相是，甲状腺癌早期临床表现确实不明显，往往通过体检彩超发现。如果出现以下情况应该警惕甲状腺癌。

（1）颈部肿物：患者、家人、医生偶然发现颈部甲状腺有质硬而高低不平的肿块，多无自觉症状，颈部肿块往往为非对称性硬块。

（2）呼吸不畅：甲状腺结节如逐渐增大，可侵犯气管而固定，出现呼吸不畅、吞咽困难等压迫症状。

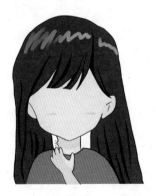
颈部肿物

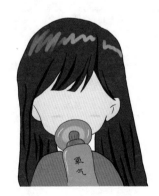
呼吸不畅

（3）声音嘶哑：如肿物靠近甲状腺背侧，或增大到一定程度时，则可能侵犯喉返神经，造成声音嘶哑或语音变化。

（4）颈部"青筋"：颈静脉受压时，可出现患侧静脉怒张与面部水肿等体征，为甲状腺癌的特征之一。

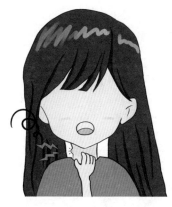
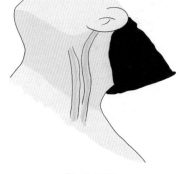

声音嘶哑　　　　　　　　　静脉怒张

（5）莫名其妙的骨折：晚期可出现如肺转移与骨转移等，甚至发生病理性骨折。

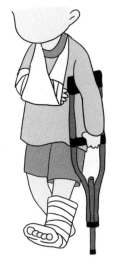

莫名其妙的"骨折"

小结

1. 甲状腺癌早期临床表现不一定明显。

2. 以下情况需重视：颈部肿物、呼吸不畅、声音嘶哑、颈部"青筋"、莫名奇妙的骨折。

那么多甲状腺的检查方法，哪种好？

甲状腺的检查方法有很多种，该怎样选择呢

其实不同的检查方法有不同的检查目的，医生会根据患者的病情进行选择。

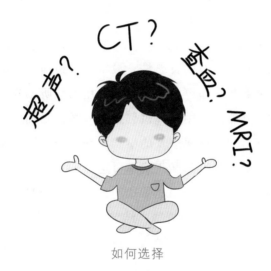

如何选择

1. 体格检查

医生触诊您的甲状腺，如扪及甲状腺肿块（结节）及颈部肿大的淋巴结则建议做进一步检查。

2. 血液生化检查

血液生化检查有助于甲状腺癌的诊断及术后随访。

（1）甲状腺功能检测：甲状腺癌患者都应进行甲状腺功能检测，以了解是否同时合并有甲状腺功能障碍，利于手术时机和方案的选择及术后复查。

（2）甲状腺球蛋白（thyroglobulink，Tg）：甲状腺某些良性疾病可出现甲状腺球蛋白增多，该指标还常被用于分化型甲状腺癌术后的与预后判断和监测治疗效果。术后测定 Tg 值＞10 ng/mL 为异常，若经放射性免疫测定，发现 Tg 升高，则表明体内可能有甲状腺癌的复发或转移。

　　（3）如果医生怀疑您患有甲状腺髓样癌，还可能让您检测降钙素、癌胚抗原等其他血液指标。

　　3. 超声检查

　　要鉴别甲状腺结节的良恶性，最常用、最简便、最经济的检查手段是颈部彩超。超声波设备主要利用人们听不到的声波在甲状腺组织的反弹原理，用计算机创建的一种波形图像。这些图像可以显示一些难以在体表触及的甲状腺小结节，有经验的超声专业医生对于甲状腺结节诊断正确率可达 80％～90％。医生可以通过超声波图像来判断每个甲状腺结节的部位、数目、大小、囊性还是实性、结节边缘是否清楚、结节内有无血管斑和微钙化等，还可以间接提供甲状腺恶性肿瘤的重要依据，如低回声、血运丰富、微钙化、形态不规则等，通过超声检查还可以判断癌症是否扩散至邻近淋巴结或颈部其他组织（表 1）。

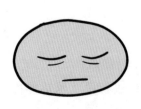 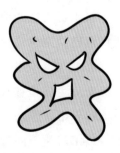

大小、多少≠良恶性，关键看气质

表 1　甲状腺结节良恶性超声特征

良性	恶性
形态规则	不规则
包膜完整，边界清	包膜不完整，边界不清
无钙化	沙砾样钙化
纵横比＜1	纵横比＞1
弹性好	弹性差

4. 影像学检查

（1）颈部正位平片：颈部正侧位片常被用于了解气管与甲状腺的关系，甲状腺良性肿瘤或结节性甲状腺肿可使气管移位，但一般不引起狭窄；晚期甲状腺癌侵犯气管可造成气管狭窄，但移位程度比较轻微。

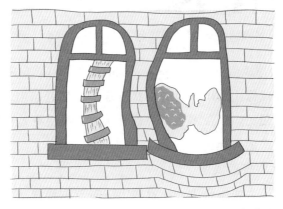

X 线片更易观察增大的甲状腺挤压气管的情况

（2）胸部及骨骼 X 线片：常规胸片检查可以了解有无肺转移，骨骼摄片观察有无骨骼转移。骨骼转移常见于颅骨，主要是溶骨性破坏，无骨膜反应，可侵犯邻近软组织。

5. 电子计算机断层扫描（computed tomography，CT）

颈部 CT 由于费用相比 B 超昂贵，且有一定的辐射，在诊断甲状腺结节方面的普及性没有超声那么广，但也有一定意义。CT 主要用于观察甲状腺与周围结构（气管、食管、喉、颈动脉鞘等）的毗邻关系及颈部淋巴结的累及情况，为手术做好准备。并可用于评估转移至肺、颅内及骨等转移情况，可对患者预后进行评价。

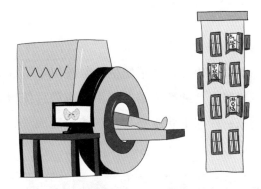

CT 和 MRI 可以更好地显示甲状腺与"邻居们"的关系

6. 磁共振成像（magnetic resonance imaging，MRI）

磁共振成像主要用于检查甲状腺癌对于邻近肌肉组织、淋巴结等部位的侵犯，以及术后复发的评价等，是更好地协助诊断和指导治疗方法的选择。

7. 甲状腺核素成像

近来临床上使用较少，患者服下少量放射性物质，这些物质经血液循环被甲状腺细胞摄取，通过特殊设备扫描，可以显影。

甲状腺核素成像可确定甲状腺的大小、形态、位置（异位甲状腺，胸骨后甲状腺）；鉴别颈部肿块的性质，寻找甲状腺癌的转移灶（有摄^{131}I功能的癌）；可发现某些散发性克汀病的甲状腺缺失；可根据患者甲状腺的面积、重量，决定手术切除的多少和估算^{131}I的治疗剂量；并用于^{131}I治疗甲亢前甲状腺的估重，以及观察术后残留甲状腺组织的形态等。

8. 活检

活检是诊断甲状腺癌唯一可靠的方法，病理学家可以在高倍镜下来观察组织样本以检测是否存在癌细胞。

（1）甲状腺细针穿刺活检（fine needle aspiration cytology，FNAC）：目前应用较多的是超声引导下定位需穿刺的甲状腺结节，医生用细的套针从甲状腺结节内取出少量进行病理学检查以此来判断肿瘤性质。这种方式敏感性和特异性高达 70％～90％，有经验的操作者可使准确率达到 95％以上。

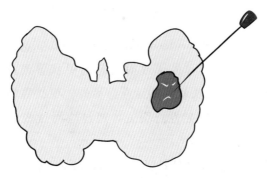

甲状腺细针穿刺活检有较高的诊断率

（2）手术活检：如果用细针穿刺法不能明确诊断，那么外科医生需要通过手术来切除整个甲状腺结节以明确诊断。

9. 基因诊断

通过检测甲状腺肿瘤细胞不同的基因表达，利于判断甲状腺癌的预后。

（1）*BRAF*-V600E 检测，*BRAF* 基因是一种原癌基因，如果出现了突变，身体患癌可能性就比较大，而 V600E 代表的是 *BRAF* 基因最容易癌变的一个位点。与甲状腺癌的诊断、治疗和判断预后都有重要联系，如手术后检测到 *BRAF*-V600E 基因突变，说明该肿瘤可能侵袭性比较强，复发概率比没有 *BRAF*-V600E 基因突变的更高，所以要密切随访观察。

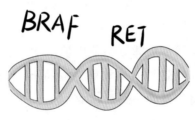

甲状腺癌的基因检测

（2）*RET*（全名 proto-oncogene tyrosine-protein kinase receptor Ret）原癌基因常见于放射引起的甲状腺癌，检测 *RET*/PTC 有助于甲状腺乳头状癌的诊断。另外，甲状腺髓样癌中存在不同的 *RET* 基因的特异性点突变，通过检测这些点突变也有助于诊断髓样癌。

10. 正电子发射计算机断层显像（positron emission tomography PET，PET-CT）

PET-CT 被用于多种疾病的诊断与鉴别诊断、病情判断、疗效评价、脏器功能研究和新药开发等方面。PET-CT 检查对于甲状腺癌的早期发现和晚期全身转移评价有一定的作用。

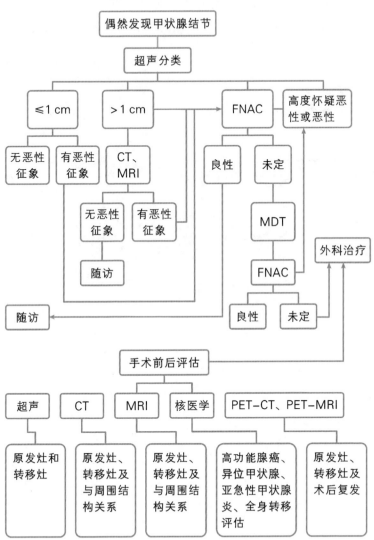

甲状腺结节及术前超声检查流程

FNAC：超声引导下细针穿刺细胞学检查。

MDT：多学科诊疗模式（multi disciplinary team，MDT）。

小结

1. 甲状腺的相关检查须根据结节的特征来决定，检查方法各有优缺点。

2. 大小、多少≠良恶性，关键看气质。

为什么甲状腺超声检查是最常用的检查方法?

前面已经说过,国内检测甲状腺癌的方法主要有彩超诊断、细针穿刺细胞学检查、术中冰冻切片、CT 扫描、PET-CT、同位素扫描、内镜检查及血清学检查。

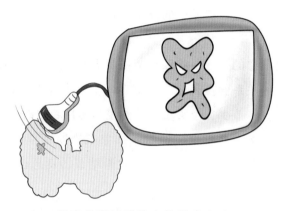

超声是甲状腺检查的首选方式

随着高频线阵探头的使用,高分辨率超声可以发现小至1 mm 的甲状腺结节。甲状腺超声检查成为目前使用最多、最主流的检测方法,是甲状腺癌术前术后评估的首选方法。因为它经济、方便、无创且准确性高达 $85\%\sim90\%$,并且对身体没有大的伤害。

超声是甲状腺检查的首选方式,它有着不可比拟的优势。

第一,甲状腺的位置很浅表,可以显示出较清晰的超声图像。

第二,超声操作灵活简便,可以实时动态地显示甲状腺功能状态和血流情况,立即得到检查结果,可以反复观察。

第三,超声还可以引导对甲状腺结节或颈部淋巴结的细针穿刺活检。

第四，超声波很安全，不会造成创伤和放射性损伤。

甲状腺功能正常，还需要进行颈部超声吗

甲状腺功能正常并不能说明没有甲状腺癌，故仍然需要进行超声检查。

甲状腺超声可以告诉我们哪些信息呢

根据超声特征，有经验的医生可以诊断甲状腺结节倾向于良性还是恶性。

需要提醒您的是，甲状腺结节的良恶性与结节的多少和大小并没有绝对的关系。换言之，结节多、个头大并不能说明恶性的可能性越大，结节少、个头小也不能说明恶性肿瘤的可能性小。

事实上，医生是根据一些特殊征象来推断结节的良恶性的，而非仅仅凭借单一的特征就诊断甲状腺结节的良恶性，需要进行整体评估。

通常以下超声征象提示甲状腺癌的可能性大（恶性风险70%～90%）：

1）实性低回声或囊实性结节中的实性成分为低回声的结节。

2）同时具有以下1项或多项超声特征：

（1）边缘不规则（浸润性、小分叶或毛刺）。

（2）微钙化。

（3）纵横比>1。

（4）边缘钙化中断，低回声突出钙化外。

（5）甲状腺被膜受侵。

（6）同时伴有颈部淋巴结超声影像异常，如内部出现微钙化、囊性改变、强回声团、周边血流等。

超声报告上给出的甲状腺结节风险分层及分级代表什么含义？哪些分级提示恶性

由于甲状腺结节的超声风险分级标准版本较多，目前我国常用的主要是以下 3 种：Kwak 版 TI-RADS、美国甲状腺协会的风险分层（ATA 指南分级）和 ACR TI-RADS（表 2、表 3）。

表 2　Kwak 版 TI-RADS 分类

TI-RADS		超声特征	恶性风险
1		正常甲状腺	0％
2		良性	0％
3		无可疑超声特征	1.7％
4	4a	1 个可疑超声特征	3.3％
4	4b	2 个可疑超声特征	9.2％
4	4c	3 或 4 个可疑超声特征	44％～72.4％
5		5 个可疑超声特征	＞87.5％

注：可疑超声特征包括实性、低回声或极低回声、微钙化、纵横比＞1 和边缘不规则。

表 3　2015 年 ATA 指南分级、FNA 指证及随访

超声风险分层	超声特征	恶性风险	FNA 指征（结节最大径）	随访周期
高度可疑恶性	实性低回声或囊实性结节中的实性成分为低回声，同时具有以下一项或多项超声特征：①不规则边缘（小分叶、毛刺、浸润性）；②微钙化；③纵横比>1；④边缘钙化中断，低回声突出钙化外；⑤甲状腺被膜外侵犯	>70%～90%	≥1.0 cm	<1 cm,6～12 个月
中度怀疑恶性	实性低回声结节，边缘光滑、规则，无微钙化、纵横比大于 1 及腺体外侵犯	10%～20%	≥1.0 cm	<1 cm,12～24 个月 <0.5 cm,无须超声随访
低度怀疑恶性	等回声或高回声结节或囊实性的结节中的实性部分可偏心，无微钙化、边缘不规则、纵横比>1 及腺体外侵犯	5%～10%	≥1.5 cm	<1.5 cm,12～24 个月 <0.5 cm,无须超声随访
极低度可疑恶性	①"海绵"样的结节；②囊实性结节实性部分不偏心,无微钙化,边缘不规则,纵横比>1 及被膜外侵犯。	<3%	≥2.0 cm	1.0～2.0 cm,24 个月 <1.0 cm,无须超声随访
良性	囊性结节	<1%	无须 FNA	无须超声随访

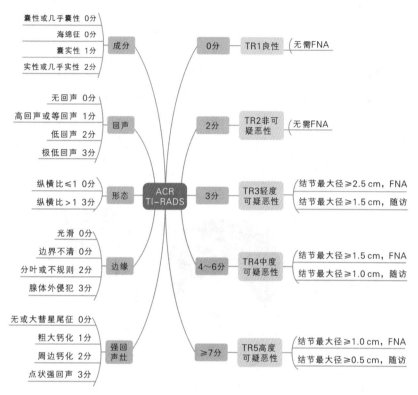

ACR TI-RADS 分级、细针抽吸活检（FNA）指证及随访

B 超能发现淋巴结转移吗

超声可以显示颈部中央区和两侧的淋巴结，检查甲状腺癌是否出现了颈部淋巴结转移。如果在发现甲状腺可疑结节的同时，也发现了可疑转移的淋巴结，提示甲状腺结节为恶性的可能性更大。

与甲状腺结节一样，颈部淋巴结的良恶性也不能依靠大小或数量判断。

高度提示为甲状腺癌淋巴结转移的超声特征：淋巴结皮髓质分界不清，皮质内出现强回声、无回声或高回声，颈部淋巴结微钙化、囊性变，正常结构消失，周围血管丰富，淋巴结形状饱满等。

B超有哪些局限

尽管超声检查能提供很多重要信息，但不可否认，这项检查的准确性与操作医生的经验、手法和超声仪器密切相关。受一些主观因素影响，诊断结果在不同医院和医生之间可能有差异。因此，如果体检发现甲状腺可疑结节，建议到正规、专业、有经验的医院进一步复查。

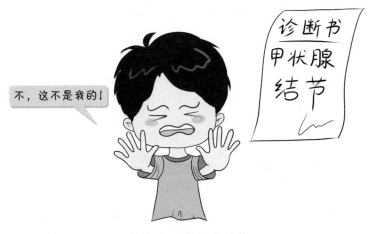

体检发现甲状腺结节

甲状腺癌术后为什么还要定期复查颈部超声

虽然甲状腺已部分或全部切除，但甲状腺癌术后复发转移率达30%以上，且复发转移主要发生于颈部淋巴结与甲状腺床。颈部超声是甲状腺癌术后随访的主要检查方法，是判断复发及是否需要再次手术的主要依据。

术后超声评估目的

（1）外科手术切除范围是否达到术前预期目标（残余或复发

病灶的切除和颈部淋巴结清扫)。

(2)¹³¹I治疗是否成功（残余腺体的大小，转移病灶是否存在及治疗前后变化)。

（3）射频或酒精治疗、内分泌治疗、外照射治疗、化学治疗、靶向治疗后局部病灶变化。

（4）局部侵犯及远处转移病灶的治疗效果评估（气管、食管、肝、肾、骨骼、皮肤、皮下等)。

超声术后检测内容

（1）手术区域：肿瘤残留或复发、腺叶残留、局部瘢痕形成、未完全吸收的明胶海绵。

（2）残余腺叶内或边缘处异常回声：未彻底清除的病灶、术后改变及新出现病灶。

（3）颈部淋巴结结构。

1. 超声是甲状腺检查的首选方式。

2. 甲状腺功能正常并不能说明没有甲状腺癌。

3. 甲状腺超声为我们提供结节声像特征，能够评估结节良恶性。

4. 术后仍需定期超声评估。

甲状腺结节里有钙化就是癌吗?

患者:"甲状腺结节伴钙化,我上网查过了,我得甲状腺癌了,不知道能活多久,我还没有嫁人啊,该怎么办?"

医生:"虽然您的甲状腺结节伴有钙化客观存在,但不是甲状腺结节有了钙化就是恶性的,很多情况都是良性的,您这种情况考虑良性的可能性大。放心吧,半年以后到我这里做一个超声检查,比对一下即可。"

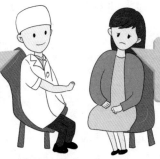

虽然您的甲状腺结节伴有钙化客观存在,但不是甲状腺结节有了钙化就是恶性的。

我上网查过了,我得甲状腺癌了,不知道能活多久,我还没有嫁人啊,该怎么办?

检查发现钙化

钙化到底是什么

甲状腺钙化是甲状腺结节患者在进行超声检查时比较常见的现象,甲状腺钙化较少单独出现,常与结节伴发,可发生于良性结节,亦可发生于恶性结节。

甲状腺结节钙化的发病机制目前在临床上尚无统一的定论,但是一些学者认为,甲状腺恶性结节钙化发生的原因可能为癌细胞生长较快,组织过度增生从而导致钙盐沉积而发生钙化;也可能为肿瘤本身分泌一些致钙化物质如糖蛋白和糖胺聚糖有关。而

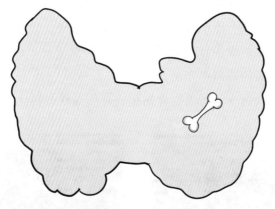

甲状腺里为什么会形成钙化

良性结节中钙化形成的原因可能是甲状腺结节在增生过程中，出现纤维组织增生，影响甲状腺滤泡的血运，造成甲状腺出血坏死，血肿吸收后结节囊性变，形成结节壁钙化和纤维隔带钙化。认为甲状腺结节伴钙化就是甲状腺癌的说法绝对是以偏概全的。

如何识别坏的钙化

这主要是根据超声声像中钙化的大小及形态进行识别。一般将钙化分为微小钙化、粗大钙化、边缘环状钙化。

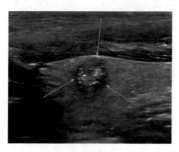

微小钙化

微小钙化：指沙砾样、颗粒样、针尖样、点状直径≤2 mm 的钙化点，伴或不伴声影。

粗大钙化：指伴有声影的强回声光团及斑片、斑点状、弧形或其他不规则的强回声光团，直径＞2 mm。

边缘环状钙化：指蛋壳样钙化或外周曲线型钙化。

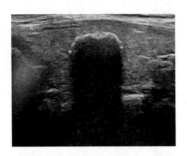 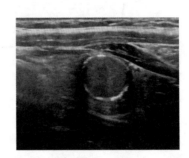

粗大钙化　　　　　　　　　　边缘环状钙化

大部分学者认为微小钙化高度提示恶性，粗钙化及边缘性钙化更倾向于良性，但也有研究认为，恶性结节中癌组织局部出血或缺血坏死后机化形成的粗大钙化表现为微粗钙化共存或不规则粗钙化。

良性结节中的钙化：较大，多呈边缘片状、团状、弧形粗钙化，数量少，微小钙化亦可见，钙化数目不超过 3 个。

恶性结节中的钙化：微小、针状沙砾样钙化多见，钙化数目多，但亦可见粗大钙化。

需要强调的是，虽然钙化是甲状腺结节诊断中的重要特征，它仅仅是我们判断甲状腺结节良恶性的一个参考因素，实际上医生在判断甲状腺结节良恶性的时候还需要结合甲状腺结节形态、边界、回声及血流分布情况进行综合分析才能得到相对客观的结论。

发现了钙化怎么办

如表 4 所示。

表 4 发现了钙化怎么办？

伴有边缘片状、团状、弧形粗钙化的甲状腺结节——观察随访，一般半年做 1 次超声检查是适当的
直径＜5 mm、伴有微钙化、高度怀疑恶性的甲状腺结节——可以考虑随访或活检，但穿刺活检有一定的假阴性
直径＞5 mm、伴有微钙化、若位于甲状腺表面或者邻近气管或者位于甲状腺上极背侧——手术更安全

 小结

1. 不是所有钙化都是恶性的。
2. 彩超提示钙化应遵循医生建议并定期复查。

体检发现甲状腺结节——纠结不纠结？

我们在门诊经常见到患者愁眉苦脸地拿着体检报告过来问："医生，我甲状腺有结节，我是不是很严重啊？"我们通过观察发现甲状腺结节的患者常常有很大的心理压力，他们错误地把甲状腺结节完全等同于甲状腺癌，并为此惶惶不安。

怎样的甲状腺结节需要担心呢

甲状腺结节是甲状腺内存在一个或多个结构异常团块的统称，是甲状腺疾病最常见的表现。增生、肿瘤、炎症都可以造成甲状腺结节，其中肿瘤又分为良性和恶性。前文中就提到过一个小知识点，甲状腺结节≠甲状腺癌。文献报道超声检查的甲状腺结节诊出率高达 19％～67％，但是恶性的比例仅占 5％～15％。也就是说我们临床上绝大多数甲状腺结节都是良性的，一般情况下不需要特殊处理，可以和平共处。只有恶性结节及少数良性结节需要处理。

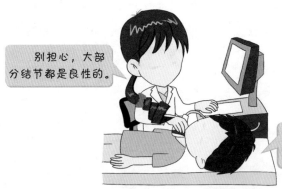

体检发现甲状腺结节

甲状腺结节我们可以这样分类：

（1）按性质可分为良性的和恶性的。

（2）按形态可以分为实性、囊性或囊实性的。

（3）按功能可以是有高功能的（热结节），也可以是正常功能的（温结节），还可以是低功能的（冷结节）。

（4）按数量可以是单发的，也可以是多发的。

引起甲状腺结节常见疾病有结节性甲状腺肿（增生性病变）、甲状腺腺瘤（良性肿瘤）、甲状腺癌（恶性肿瘤）、桥本氏甲状腺炎（自身免疫性炎症）、亚急性甲状腺炎（病毒感染）等。

如何识别甲状腺结节是"好人"还是"坏人"

尽管甲状腺结节有很高的发病率，但绝大多数是良性。如何区分主要是以下几点：

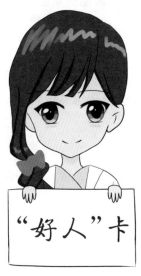

"好人"的主要表现：
* 边界清楚
* 表面光滑
* 彩超以无回声为主
* ……
* ……
* ……

如何识别甲状腺结节的好坏

1. 年龄和性别

（1）虽然女性甲状腺结节的发病率高于男性，但男性甲状腺癌的发病率却比女性高 2～3 倍。

（2）儿童期出现的甲状腺结节 50％ 是恶性。

（3）20 岁以下、60 岁以上是甲状腺癌高发年龄。

2. 病史及家族史

如果以前头颈部曾做过放射治疗，那甲状腺发生恶变的可能性就比较大。

如果直系亲属有甲状腺髓样癌或多发性内分泌瘤的，甲状腺发生恶性肿瘤的机会也较高。

3. 肿物大小

目前认为，小于 1 cm 的肿瘤除非有其他的高度可疑癌因素，否则的话可以继续观察。

4. 结节的生长速度

生长快的结节提示为癌，不过有的患者是在咳嗽或突然用力后发现甲状腺结节明显长大了，这种情况大多是甲状腺结节囊内出血引起的，并非甲状腺癌。

5. 结节的质地

（1）一般情况下，一个质地较软、光滑、可以用手推得动的结节大多为良性。

（2）一个坚硬、固定、不痛的结节，则可能为恶性。

发现甲状腺结节后怎么办

（1）前往正规医院就诊。

（2）验血。确认有无甲状腺功能亢进或减退，以及桥本氏甲状腺炎。

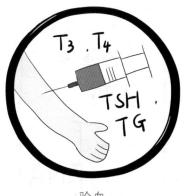

验血

（3）明确结节的情况和特点。①B超是甲状腺检查的首选方法，迅速且正确。对于一部分病灶病变不典型、无法完全依靠超声技术确定结节的性质时，还有办法——进行超声引导下甲状腺细针穿刺抽吸。②细针穿刺细胞学检查是目前安全、有效及可靠的鉴别良、恶性甲状腺结节的方法，但有一定的失败率。③CT和MRI判断结节性质不如超声，但对评估结节与周围组织的关系、胸骨后甲状腺肿有价值；CT还可判断淋巴结有无转移。④同位素扫描适合有甲状腺结节伴甲亢患者。

（4）根据引起甲状腺结节的疾病进行相应的处理。

发现了甲状腺结节是否需要治疗

（1）病理性质——恶性需要手术治疗。

（2）大小——良性结节，但是生长过大，产生压迫症状，压迫周围组织，如食管、气管、神经，导致吞咽困难、呛咳、呼吸困难、声音嘶哑等症状，需要治疗。

（3）功能——高功能性，即出现心慌、怕热、多汗、消瘦等甲亢症状，需要相应治疗。

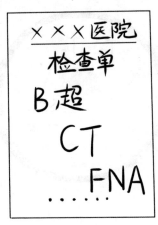

进一步检查

医生建议：绝大多数的良性结节不引起任何不适症状，是可以与您和平共处的，但是每年需要定期复查1～2次。

小结

1. 并非所有甲状腺结节都是恶性。
2. 甲状腺结节的良、恶性可以通过检查来鉴别。
3. 无法鉴别的甲状腺结节要注意定期复查。

碘盐到底是不是导致甲状腺癌的"元凶"?

近年来,甲状腺癌病例越来越多,于是有人怀疑"是不是碘盐吃多了?还要不要继续吃碘盐?"

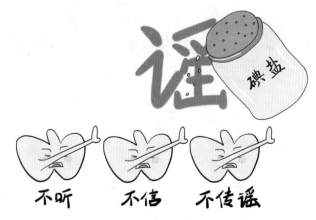

关于"碘"的谣言

正确理解为何食盐中要加碘

碘是人体必需的微量元素,是合成甲状腺激素(T_4 和 T_3)的原料。甲状腺激素能使身体对能量的利用达到最佳状态,并能保持体温,保证大脑、心脏、肌肉和其他器官正常工作。因此,甲状腺激素及其关键成分——碘,对胎儿的骨骼和大脑的发育非常重要,而碘摄入量与甲状腺疾病也有着密切关系。

正常情况下,我们全身含碘总量为 20～50 mg,平均为 30 mg,其中甲状腺内含 8～10 mg。通常我们每天摄入碘的量为 100～200 mg,其中 1/3 进入甲状腺。如果每天摄入碘的量低于 50 μg,就无法保证甲状腺激素正常合成。碘缺乏会导致甲状腺激素合成减少,TSH 水平增高,会刺激甲状腺滤泡增生肥大,发生甲状腺肿大。

早年间，我国许多地区的居民因为饮食缺碘而引起地方性甲状腺肿（俗称"大脖子病"）流行，所以国家出台了"碘盐"政策，使"大脖子病"得到了有效控制。

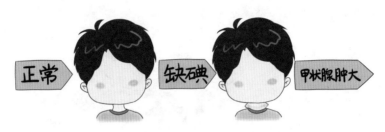

食盐加碘的原因

其实碘多碘少都不好

调查显示，碘摄入量与甲状腺疾病发病率呈现"U"形相关，即碘的摄入量过低或过高，都会导致甲状腺疾病。

碘摄入量过高：导致甲状腺功能异常、脑发育受损、自身免疫甲状腺病和甲状腺乳头状癌的发病率增加。

碘摄入量过低：引起碘缺乏病，包括地方性甲状腺肿、地方性克汀病等，还会引起孕妇死胎、自然流产和早产，还可能影响婴幼儿生长发育，尤其是对神经系统、大脑发育造成损害的疾病。

吃碘盐会"吃出"甲状腺癌吗

碘过量导致甲状腺癌总体发病率增加的说法目前并没有直接依据，中国的食盐添加碘酸钾导致人群摄入碘超标的说法并不能解释为何美国、韩国等国家的甲状腺癌发病率也在增长。超声技术的进步和发展，可能也是越来越多的甲状腺癌在早期被发现导致发病率增大的主要原因。

有一些研究表明，碘摄入不足引起促甲状腺激素（TSH）的

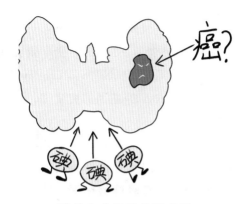

碘盐会吃出甲状腺癌吗

长期刺激可能诱发癌症，增加甲状腺癌风险，主要证据是世界上比较缺碘的地方，如中亚和中非，甲状腺癌的发病率比靠海的地方更高。另外，缺碘导致甲状腺肿大的患者以后得甲状腺癌的概率更高。有研究认为从饮食中摄入过少的碘会增加甲状腺滤泡状癌的风险。

另一些研究则表明，摄取过量的碘则可能增加甲状腺乳头状癌的风险。

目前尚需要更多的研究来分析碘是否是甲状腺癌的一个危险因素，碘在甲状腺癌中的作用及相关机制尚不清楚。碘摄入过低会增加血管内皮因子及血管的生成，而正常或高剂量的碘摄入则抑制这一过程。碘摄入与甲状腺乳头状癌（papillary thyroid carcinoma，PTC）中 *BRAF* 基因突变可能存在相互作用的关系，甲状腺细胞的氧化应激或凋亡也可能参与了甲状腺肿瘤的发生发展过程。

碘盐与甲状腺癌的一些科学研究数据

碘缺乏可增加甲状腺癌的发生率，尤其是预后更差的病理类型，但是碘过量可能并不是甲状腺癌的危险因素。

（1）2009 年的一项研究表明我国碘过量地区的 PTC 患者 *BRAF* 突变率明显高于碘足量地区患者（69％ vs. 53％），但韩国不同碘摄入水平的 PTC 患者其 *BRAF* 突变率则无明显改变。对比日本与越南 PTC 及甲状腺滤泡状癌（follictalar thyroid carcinoma，FTC）患者 *BRAF*、*Ras* 等基因的突变率，可发现相关基因的突变率无明显差异。

（2）一项动物研究中，Michael Zimmermann 教授认为碘缺乏可促进甲状腺癌的发展，但不是诱发肿瘤的始动因素；碘过量可能对促进甲状腺癌的发展有轻微的作用。然而动物研究的建模是否能充分模拟人体甲状腺肿瘤的发生还值得进一步观察。

（3）在我国，与其他甲状腺肿瘤相比，推行碘盐后 PTC 的发病率和患者数均升高，但 FTC 和甲状腺未分化癌（anaplasticthyroidcarcinoma，ATC）发病率降低。

（4）一篇发表于 *Endocrine Pathology* 的研究表明，碘缺乏与甲状腺癌死亡率最高的病理类型——ATC 相关，阿根廷、德国等国家 ATC 在甲状腺癌中的平均比例由服用碘前的 16.1％降为 7.2％，其他相关研究也有着类似的结果。

（5）Michael Zimmermann 教授团队的研究显示，随着碘摄入量的升高，女性甲状腺癌患者的死亡率也有了一定程度的降低。

（6）2015 年 Michael Zimmermann 教授的一项分析表明，更高的碘摄入可降低 23％的甲状腺癌发生风险。然而亦有研究显示，BMI 增高是甲状腺癌的高危因素，但是碘及鱼类的摄入与甲状腺癌的发生无关。

碘盐还要不要吃

我们的身体不能自发地产生碘，需要通过健康的饮食规律地获取碘，碘是制造甲状腺激素的必需成分，也是胎儿和婴儿发育所必需的微量元素，它在生命的各个阶段都是对人体健康至关重要的营养成分。碘摄入不足时，甲状腺激素就合成不足，影响儿童和青少年的生长发育和智力，因此，盲目"低碘饮食"是不可取的。

无碘盐是不含碘化物的食用盐，市面上的无碘盐是针对一些不适合食用碘盐的人群供应的，如甲状腺功能亢进、自身免疫甲状腺炎等甲状腺疾病患者中的少数人，因治疗需要遵医嘱，可食用无碘盐。普通人不应该在没有医生指导的情况下随意食用无碘盐。

对于居住在缺碘地区的居民，通过碘盐和适量多吃些海产品来补充碘是必要的。而对于居住在沿海地区，饮食中已经富含海产品，碘盐可以适量少吃，也就是注意低碘饮食，少吃海带、紫菜等富含碘的食物。需要提醒的是，有些居民虽然住在沿海地区，但如果不常吃富含碘的食物，也需要从碘盐里补充足够的碘。

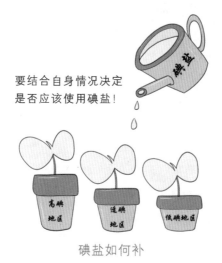

要结合自身情况决定
是否应该使用碘盐！

碘盐如何补

所以只要医生没有明确建议您低碘饮食，就不需要纠结于"碘"，平衡饮食、放松心情、劳逸结合对预防甲状腺癌更有益处。

若对自身的碘营养状况存在疑虑，可以到疾控中心或各大医院进行尿碘监测。国际权威学术组织于 2001 年首次提出了碘过量的定义（即尿碘大于 300 $\mu g/L$），目前临床上根据尿碘中位数（median urinary iodine concentration，mUIC）的高低判定人的碘营养状况，mUIC＜20 $\mu g/L$ 为重度碘缺乏，20～49 $\mu g/L$ 则为中度缺乏，50～99 $\mu g/L$ 为轻度缺乏，100～299 $\mu g/L$ 为足量，＞300 $\mu g/L$ 则为碘过量。

《中国居民补碘指南》

针对公众的认识误区，中华医学会地方病学分会、中国营养学会和中华医学会内分泌学分会共同制定了《中国居民补碘指南》（以下简称《指南》），这是我国制定的第一部补碘指南。

《指南》指出，目前我国部分监测县儿童尿碘中位数不足 100 $\mu g/L$，处于碘营养缺乏状态；仍有部分县儿童甲状腺肿大率超过 5％；如按照国际组织推荐的孕妇尿碘中位数 150 $\mu g/L$ 的适宜下限标准，我国约 2/3 的省份存在孕妇碘营养缺乏的现象。《指南》强调，妊娠妇女、哺乳妇女、婴幼儿（出生后至 36 月龄内）等人群是碘的特需人群。

碘到底应不应该补

忌碘饮食适宜人群：甲亢患者（不论有无结节）和需要行[131]I 治疗者。

（1）严格吃无碘盐（避免在外就餐）。

（2）不吃腌制、加工食品（查看配料表，添加了碘的都不吃，自己用无碘盐制作的可以吃）。

（3）不吃海藻类、海贝类、海虾海蟹（淡水产品代替）。

（4）蛋类只吃蛋白（蛋黄不吃）。

（5）坚果只吃未加工过的。

（6）不吃含有碘成分的保健品（包括各种复合维生素等，吃之前记得看清楚成分表）。

低碘饮食适宜人群：主要是桥本甲状腺炎患者。如果你吃的是无碘盐，那就可以适量进食一些海贝、虾皮等食物；如果你吃的是加碘盐，那含碘食物就只好忍痛放弃了。

适碘饮食适宜人群：单纯甲状腺结节（甲状腺功能正常者）和正常人群。根据世界卫生组织推荐，人群碘摄入量标准（需保证的摄入量）。0～5 岁：90 $\mu g/d$；6～12 岁：120 $\mu g/d$；12 岁以上即健康成人 150 $\mu g/d$；孕妇及哺乳期妇女 250 $\mu g/d$。

碘盐的正确"打开方式"

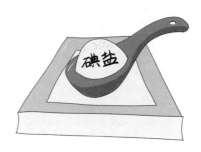

碘盐食用指南

碘在高温、潮湿环境或遇到食物醋等酸性物质，很容易挥发掉，所以家庭在购买、保存和使用碘盐应注意：

（1）购买正规商店出售的、贴有碘盐标志的碘盐。

（2）不要存放时间过长，尽量随吃随买。

（3）使用有盖的容器储存，存放在阴凉、避光、干燥的地方。

（4）不要用油炒碘盐，炒菜、做汤待快熟出锅时放盐效果好。

小结

1. 碘多碘少都不好。
2. 没有研究表明碘盐与大部分甲状腺癌的发病有确切关系。
3. 碘盐储存方式应注意。

甲状腺穿刺是个怎样的过程？

细针穿刺活检是什么

细针穿刺活检是一种微创诊断技术，它所使用的穿刺针与抽血针粗细相仿，对甲状腺病变部位进行穿刺抽吸并从中获取细胞成分，再通过细胞学诊断来实现对病灶良恶性的判断，是可以鉴别甲状腺结节良恶性的非手术方法。

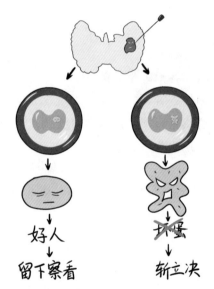

细针穿刺是判断良恶性的微创诊断技术

哪些情况需要行细针穿刺

甲状腺细针穿刺具备定位准、操作简单、损伤小、安全性高的特点。穿刺适应证：

（1）直径＞1 cm 的甲状腺结节，超声检查有恶性征象者应考虑行穿刺活检。

（2）直径≤1 cm的甲状腺结节，不推荐常规行穿刺活检。但如果存在下述情况之一者，可考虑穿刺活检术：①超声检查提示结节有恶性征象；②伴颈部淋巴结超声影像异常；③童年期有颈部放射线照射史或辐射污染接触史；④有甲状腺癌家族史或甲状腺癌综合征病史；⑤18F-FDG PET显像阳性；⑥伴血清降钙素水平异常升高。

哪些情况不能进行细针穿刺

（1）具有出血倾向，出、凝血时间显著延长，凝血酶原活动度明显减低。

（2）穿刺针途径可能损伤邻近重要器官。

（3）长期服用抗凝药。

（4）频繁咳嗽、吞咽等难以配合者。

（5）拒绝有创检查者。

（6）穿刺部位感染，须处理后方可穿刺。

（7）女性行经期为相对禁忌证。

穿刺疼吗

细针穿刺一般会进行局部麻醉，局部疼痛程度和平时打针差不多。

细针穿刺需要做哪些评估及准备

由于穿刺操作在颈部，建议穿易于敞开衣领的衣服，方便医生操作，并且颈部不要戴饰物。细针穿刺前不需要禁食或饮食限制，一般不建议过饱，以防操作时紧张呕吐导致误吸。

穿刺操作前医生会使用高分辨率超声检查评估和定位结节，颈部超声可确定甲状腺结节的部位、数目、大小、形态、纵横比、边界、边缘、声晕、内部结构、回声水平、回声均匀性、钙化、血供、后方回声和与周围组织的关系等情况，同时评估颈部区域有无异常淋巴结和淋巴结的大小、形态、结构特点。确定待

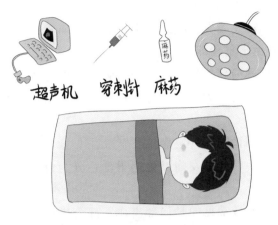

超声机 穿刺针 麻药

穿刺过程

穿刺结节后，会标记该结节位置、大小等信息。穿刺前彩色多普勒超声检查还能帮助分析穿刺的出血风险、设计安全的穿刺路径等。

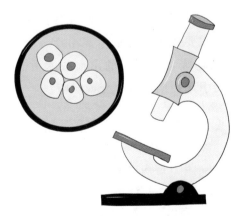

穿刺组织送病理科进行判断

细针穿刺的过程大概需要 20 分钟，每次"穿刺"本身大约只

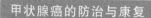
需要几秒钟。穿刺后颈部只有一个很细的针眼，不影响日常生活，一般也不需要绷带包扎或服用止痛药（痛觉阈值较低的人除外），注意避免举重物即可。

穿刺后只需局部按压 10～20 分钟，24 小时内保持穿刺点干燥，不需要"消炎"等处理，待病理结果出来后，请及时与医生沟通。

细针穿刺都有哪些并发症

细针穿刺活检的并发症发生率很低，分为急性并发症和慢性并发症。

急性并发症最常见的是局部出血，部分患者在穿刺颈部可能出现淤斑或肿胀，伴有不同程度的压痛，通常不需要药物治疗，一般 1～2 周就会恢复。另外，有些人可能会产生血管迷走神经反应（晕厥），表现为在操作过程中出现眩晕感，往往这些人在抽血时也会感到眩晕。

细针穿刺的慢性并发症包括穿刺后感染及喉返神经损伤。穿刺后感染可形成化脓性甲状腺炎，会出现颈部疼痛和肿胀，伴有发烧和吞咽困难，需要及时使用抗生素治疗。穿刺时若碰到喉返神经会感到尖锐的疼痛，穿刺后的出血或水肿也会造成神经损伤，这一并发症会引起短期声音改变或嘶哑。

小结

1. 甲状腺穿刺是获取甲状腺病理代价最小的方式。
2. 甲状腺穿刺有适应证和禁忌证。
3. 甲状腺穿刺结果由病理科进行判断。

穿刺会不会引起癌症转移？

穿刺会不会引起癌症转移

一提起穿刺，不少人总会毛骨悚然，除了害怕，还担心穿刺万一碰到癌细胞，会不会不小心把癌细胞"弄破"而导致癌细胞扩散呢？反复穿刺使肿瘤都变烂了……

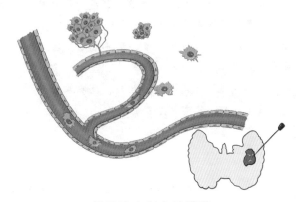

甲状腺穿刺会转移吗

甲状腺癌的防治与康复

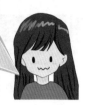

医生您好：

　　我于 2019 年 7 月 8 日上午查出甲状腺右侧叶内可见一大小约 7.4 mm 回声结节，形态欠规则，可见点状钙化，7 月 8 日下午执行 FNA，超声引导下甲状腺穿刺术。共穿刺了三针，7 月 10 日上午得到结果是甲状腺乳头状癌。

　　7 月 12 日下午，执行手术切除，手术为腹腔镜右侧甲状腺部分切除术＋右侧喉返神经探查术＋颈部大血管探查术，最终病理报告也是甲状腺乳头状癌。

　　困惑原因：穿刺前我反复问医生，会不会导致转移，那个医生一直说不会，所以我才做了。后来到了别的医院医生才和我说是有这个可能性的，说他不应该给我穿刺三针这么多，那个肿瘤都变烂了。

问诊 1

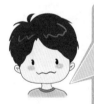

　　我担心穿刺后，癌细胞已经有所转移，演变成其他器官的癌症，到时候就难以治疗了，是否现在应该甲状腺全切，做 ^{131}I 放疗，更加彻底地治疗呢？（男，25 岁）后来经询问别的医生，有医生说：穿刺活检来确诊应当问题不大的。关键是确诊后就需要把甲状腺全部切掉。这些我实在不懂，出了事情之后满脑子想的都是听医生的，所以问了很多医生，答案都有所不同，后来才知道医生见解有所不同。我现在该立即全切放疗还是等候复查或者穿刺？

问诊 2

穿刺的真相是什么

国际权威的纽约斯隆凯特林纪念医院已经开展甲状腺细针穿刺 80 余年，瑞典斯德哥尔摩卡罗林斯卡学院医院开展甲状腺细针穿刺 50 余年，均没有癌细胞经穿刺而扩散的病例报道，足以可见穿刺的安全性。换句话说，穿刺造成癌细胞扩散的可能性几乎为零。

首先，恶性肿瘤的特性决定了即便不做穿刺，恶性肿瘤本身也会有相当大的转移风险，穿刺并不会造成肿瘤转移得更快。

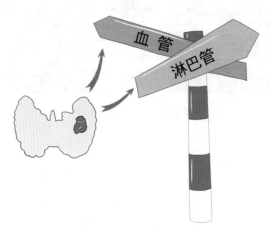

恶性肿瘤本身有转移风险

其次，细针穿刺刺激肿瘤细胞造成播散的可能性微乎其微，据文献报道，发生播散转移的概率约为 0.000 12％，如果保护措施得当，几乎可以忽略。一般穿刺带出的肿瘤细胞很少，人体内的免疫系统足够对付这些细胞。另外甲状腺细针穿刺细胞通过虹吸作用会退回到针内，隔离了肿瘤组织和正常组织接触的机会，减少了肿瘤"种植"的可能性。

再次，甲状腺细针穿刺针体非常纤细，穿刺后引发出血的可能性很小，大大减少了肿瘤细胞顺着血管"溜走"的可能性。

最后，通过穿刺术明确了病理诊断后，患者均即刻进行肿瘤针对性治疗，肿瘤还来不及发生转移或种植就已经被"杀死了"。

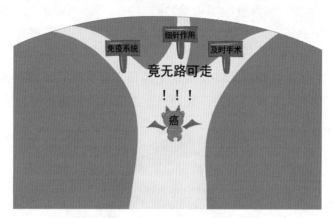

穿刺不会引起癌症转移

1. 甲状腺穿刺细胞学检查是已经获得公认的比较安全的检查方式。

2. 没有明确证据证明甲状腺穿刺与癌的扩散有关。

甲状腺微小癌，可以观察吗？

"你的这个结节这么小，即使是甲状腺癌也预后很好，可以只是观察，手术完全没有必要！"

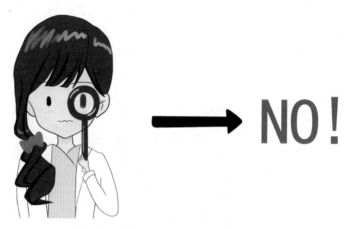

甲状腺微小癌不用手术？NO！

对于"微小"的理解，参考前文"您的甲状腺癌被过度诊断了吗？"。

甲状腺微小乳头状癌（常被简称为甲状腺微小癌）一般是指最大直径不超过 1 cm 的甲状腺癌。有人认为这一类癌的生物学特性是惰性的，绝大部分的病变在不干预的情况下可以长期不变，也不会影响生存，因此，越来越多的指南和临床专家建议对这一类癌可以采取随诊观察的方法进行管理，而不必过度干预。

不过，并非所有小于 1 cm 的甲状腺微小癌都适合随诊观察。专家和大部分指南建议一旦超声检查时发现这些微小癌伴有以下情况时，都不再适合随诊观察，而应该直接外科手术：

（1）甲状腺被膜受侵犯。

（2）气管受侵犯。

（3）甲状腺内多发微小癌。

（4）伴有周围淋巴结转移。

在判定甲状腺结节性质后，使用超声随诊期间需确定肿瘤是否无被膜侵犯、气管侵犯、淋巴结转移，是否多发，可以帮助临床医师为患者做出合理的临床决策。

哪些情况的甲状腺微小癌不适合观察呢

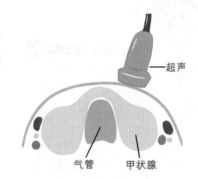

超声下的甲状腺

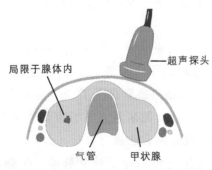

局限于腺体内的甲状腺微小癌，适合随诊观察

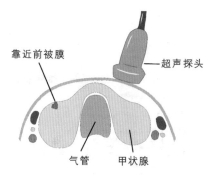

甲状腺微小癌，侵犯前被膜，不适宜随诊观察

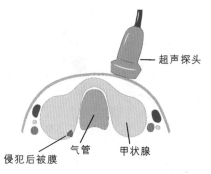

甲状腺微小癌，侵犯后被膜，不适宜随诊观察

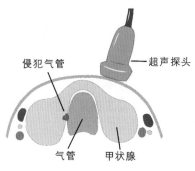

甲状腺微小癌，侵犯气管，不适宜随诊观察

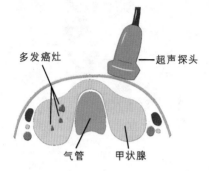

甲状腺微小癌，多发，不适宜随诊观察

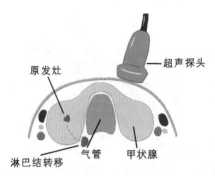

甲状腺微小癌，伴有淋巴结转移，不适宜随诊观察

小结

1. 甲状腺微小癌如何选择观察有严格的指征。
2. 微小不表示安全，也可能是恶性程度高的肿瘤在初发阶段。

甲状腺癌会遗传吗？

要解答这样的问题，就要先从甲状腺癌组织学类型和其不同的细胞来源说起。

医生，我得了甲状腺癌，我的孩子是不是也会跟我一样啊？

医生，我的亲属得了甲状腺癌，我会不会也得啊？

到底甲状腺癌会不会遗传呢？

关于甲状腺癌是否遗传的"三连"问

甲状腺癌细胞的来源

甲状腺癌细胞来源分为甲状腺滤泡上皮细胞和滤泡旁 C 细胞。

甲状腺滤泡上皮细胞：具有合成、贮存和分泌甲状腺激素的功能。

甲状腺滤泡旁 C 细胞：具有产生降钙素的作用，当血钙升高时，可以促使血钙降低。

大约 95％的甲状腺肿瘤来源于滤泡细胞，其余 5％来源于滤泡旁 C 细胞。

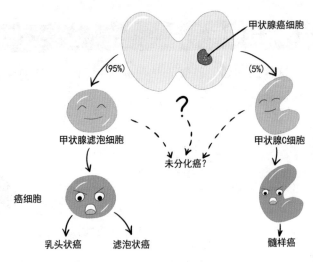

甲状腺癌细胞的来源

遗传性甲状腺癌的分类

其实大多数甲状腺癌不会遗传，常见的遗传性甲状腺癌分两大类：家族性甲状腺非髓样癌（familial nonmedullary thyroid carcinoma，FNMTC）和遗传性甲状腺髓样癌。前者可单独发生或仅作为某一家族性肿瘤综合征的少见部分，后者则可分为多发性内分泌腺瘤 2A 型（multiple endocrine neoplasia syndrome type-2A，MEN-2A）、多发性内分泌腺瘤 2B 型（multiple endocrine neoplasia syndrome type-2B，MEN-2B）及家族性甲状腺髓样癌（familial medullary thyroid cancer，FMTC）。MEN-2A、MEN-2B 和 FMTC 分别约占遗传性甲状腺髓样癌的 60％、5％ 和 35％。

家族性甲状腺非髓样癌：在几种甲状腺癌中，最常见的一种类型是甲状腺乳头状癌，来源于甲状腺滤泡上皮细胞。甲状腺乳头状癌 95％为散发性，只有很小部分存在家族聚集现象，属于不完全显性单基因常染色体显性遗传病，其机制可能与相关抑癌基因失活有关，但并非都具有遗传性。

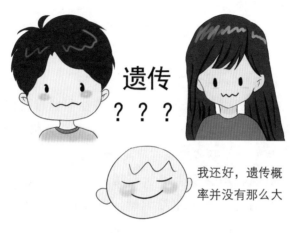

绝大多数甲状腺癌不会遗传

若家族一级亲属中有两例甲状腺乳头状癌的患者，此家族具有遗传性的概率仅 31％～38％。若一级亲属中有 3 例或 3 例以上患者，则此家族具有遗传性的概率＞94％。目前没有研究显示甲状腺乳头状癌会使新生儿甲状腺癌的发病率增加。然而，甲状腺非髓样癌常呈现家族聚集现象，关于该病为何呈现家族聚集性，以及特异性遗传易感基因一直是甲状腺癌领域的研究焦点。由于其特异性致病基因尚不明确，遗传性甲状腺乳头状癌的诊断主要依靠病史和家族史情况。2016 年，来自我国天津的医疗团队首先筛查出 45 个影响蛋白质结构的基因突变位点，进一步通过蛋白功能预测工具，发现其中涉及 9 个遗传易感基因的 14 个突变位点可能引起蛋白质功能变化，这提示携带者可能存在发病风险。研究还发现，同一家系患者携带的易感基因突变点是相同的，而不同家系患者携带的易感基因突变点各不相同。上述发现为家族性甲状腺非髓样癌的临床筛查提供了实验基础和理论依据。

髓样癌有遗传的风险。

甲状腺髓样癌：甲状腺髓样癌是滤泡旁 C 细胞来源的恶性肿瘤，占全部甲状腺癌 5％左右，可分为散发性和家族性。其中家族性占 20％～30％，是常染色体显性遗传病。

MEN-2A 患者中，95％以上的患者发生甲状腺髓样癌，50％发生嗜铬细胞瘤，20％～30％合并原发性甲状旁腺功能亢进症，并可出现新生儿巨结肠或皮肤苔藓淀粉样变。

MEN-2B 患者均会发生甲状腺髓样癌，且肿瘤恶性程度更高，50％的患者还合并嗜铬细胞瘤，患者有特异性外貌，包括唇、舌和胃肠黏膜神经瘤及马凡样体形。

FMTC 患者除甲状腺受累外，一般无其他肿瘤发生，有学者认为 FMTC 是 MEN-2A 的一种变异类型。

甲状腺髓样癌具备遗传性的原因是什么

遗传性甲状腺髓样癌是目前致病基因及发病机制较为明确的少数恶性肿瘤之一。95％的遗传性甲状腺髓样癌是由 *RET* 原癌基因的胚系突变引起的，*RET* 基因突变在多方面增强了 *RET* 酪氨酸激酶信号的传导功能，通过影响自身磷酸化，促进酪氨酸激酶活化和原癌基因转化，导致神经嵴细胞分化异常，肿瘤发生。其余 5％不是 *RET* 基因突变所致，其致病机制尚未明确。

如何判断甲状腺髓样癌是不是遗传性的呢

对于已经确诊的甲状腺髓样癌患者，均应检测体细胞 *RET* 基因有无突变。一旦发现突变，即可诊断遗传性甲状腺髓样癌，同时应对该家系成员进行筛查。如果没有发现 *RET* 基因突变，尤其病灶为双侧性或多灶性的年轻甲状腺髓样癌患者，可对其一级亲属进行降钙素激发实验。如实验结果为阴性，则基本可排除遗传性甲状腺髓样癌的可能。

遗传性甲状腺髓样癌预后怎么样呢

遗传性甲状腺髓样癌是中度恶性肿瘤。在遗传性甲状腺髓样癌的 3 种类型中，MEN-2B 恶性程度最高，MEN-2A 次之，FMTC 恶性程度最低。

目前对于遗传性甲状腺癌还有很多问题有待解决，也许未来可通过基因筛查实现对遗传性甲状腺癌的早期诊断！

小结

1. 甲状腺癌绝大部分是不可遗传的。
2. 甲状腺乳头状癌 95％为散发性，少部分具有遗传性，但由于特异性致病基因尚不明确，其诊断主要依靠病史及家族史情况。
3. 约 30％甲状腺髓样癌具有遗传性，遗传性甲状腺髓样癌绝大部分（95％）可通过基因检测（*RET* 基因）、降钙素测定及降钙素激发实验确诊。

附新闻一则：

一家有4人患甲状腺癌，甲状腺疾病呈现"家族聚集"

一家10口人同查甲状腺，5人查出甲状腺肿瘤，其中4人为恶性甲状腺癌。元旦前夕，5位患者完成手术后先后出院。

30岁的于女士是一名护士。半年前，她体检中发现甲状腺结节，医生建议密切观察。想到甲状腺疾病有家族因素，于女士建议父母、婆婆、丈夫，还有弟弟、弟媳及弟媳的父母都去医院做甲状腺彩超。没想到，于女士的父母、婆婆及弟媳的母亲都查出甲状腺肿块。

随后，一家人慕名找到了武汉大学中南医院甲乳外科吴高松主任。经仔细评估，吴主任为其中4人先后实施手术，术后病检3人为甲状腺恶性肿瘤。上周，于女士第三次复查发现颈部结节有明显变化，随后也进行了手术，术后病理报告显示为甲状腺乳头状癌。

一家人扎堆查出甲状腺癌，于女士反思认为，可能和一家人都喜欢吃腊鱼、腊肉有关，以后要改变饮食习惯，多吃新鲜蔬菜和肉类。

武汉大学中南医院吴高松主任介绍，甲状腺疾病的"家族聚集"现象并不少见，这是因为它的发病和家族基因、生活饮食习惯关系密切。家族中若有人查出甲状腺疾病，建议其他家庭成员也进行相关检查。他介绍，甲状腺癌呈年轻化、发病率逐年上升的趋势，但其中最常见的甲状腺乳头状癌恶性程度较低，及时发现、及时治疗即有望治愈。

甲状腺癌相关基因及检测的应用有哪些?

基因检测是什么

基因检测全称是"疾病易感性基因检测服务",通过抽取被检测者少量自体外周血或提取脱落的口腔黏膜细胞,扩增其基因信息后,使用特定设备对被检测者细胞中的 DNA 分子信息做检测,分析它所含有的各种基因多态性、易感性及基因变异情况。基因检测不仅能够识别影响家族和个人的基因缺陷,还可以发现各种遗传性疾病根源。

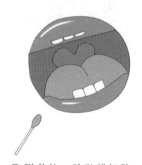
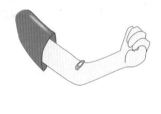

取脱落的口腔黏膜细胞　　　　　少量自体外周血

基因检测方法

甲状腺疾病属于多基因遗传病,主要有遗传因素和环境因素(病毒感染、药物作用)的影响。目前基因检测正逐步被应用到临床甲状腺疾病医疗领域,对甲亢、甲减、甲状腺结节等均可以用基因检测的方法进行精准病因诊断,每种疾病都有自己的基因印记、标记及不同的变异类型,并可以精确指导术后用药。

甲状腺癌相关基因的检测有没有用

对于一些诊断比较困难的穿刺或手术切除组织，如果能够综合 *BRAF*、*RET / PTC* 和 *PAX*8/*PPAR* 基因的检查结果，可以更准确地区分甲状腺癌的类型，如甲状腺乳头状癌和甲状腺滤泡癌。

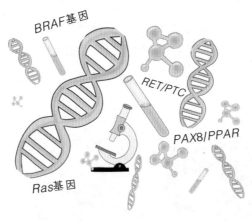

甲状腺癌相关基因的检测

（1）*BRAF* 基因突变：对甲状腺乳头状癌有较好特异性。研究表明，甲状腺乳头状癌整体的 *BRAF* 突变阳性率约为 45％。例如，穿刺细胞学检查结果不典型或难确诊，但 *BRAF* 突变呈阳性，几乎就可诊断为甲状腺乳头状癌。

（2）对于 *BRAF* 突变阳性者，90％伴有 V600E 重组，它与甲状腺肿瘤侵袭淋巴结和远处转移等肿瘤进展有关。研究表明此类患者预后相对较差，并且对^{131}I 的治疗反应性较差。这主要是由于 *BRAF* 突变使^{131}I 无法进入肿瘤细胞。目前针对 *BRAF* 等基因突变的分子靶向药物如维罗非尼（vemurafenib）已经取得了初步疗效，这为晚期甲状腺乳头状癌患者的治疗带来了希望。

（3）RET/PTC 对甲状腺乳头状癌也有较好特异性，并且 RET 基因突变在甲状腺髓样癌发生起着重要作用，血液检查可以检测到 RET 基因突变。在美国，如果一名患者被诊断患有甲状腺髓样癌，医生很可能会建议他的家庭成员去做一些相关基因检测。若检查发现 RET 基因发生突变，医生可能会建议他们采用手术来切除甲状腺以预防甲状腺髓样癌的发生。

（4）虽然 Ras 基因突变对于乳头状癌和滤泡癌并非特异性很高，但是 Ras 突变通常有合并其他类型的变异，因此这项检测也同样有临床意义。如果细胞学检查为"滤泡性病变同时伴 Ras 突变阳性"，则提示为甲状腺乳头状癌滤泡亚型或甲状腺腺瘤，并且后者更多处于腺瘤向甲状腺滤泡癌的转变阶段。

（5）$PAX8/PPAR$ 融合基因虽常见于滤泡状癌，但其在亚洲人群中发生频率并不高。

甲状腺癌的基因检测对于某些癌症类型是有效的。

甲状腺癌是"幸运癌"还是"隐形杀手"?

前面我们讲过,甲状腺癌是所有癌症之中存活率和治愈率最高的癌症,它目前在美国的治愈率超过 90%,在我国也接近 85%,如果是年轻人发病,且发现得早,治愈率几乎是 100%。

我们来详细看看近年来的数据

国外数据: 美国每年预计新发甲状腺癌 56 000 例,从 2010 年开始,甲状腺癌已经成为美国女性第五位常见的癌症。在意大利年龄≤45 岁女性中,甲状腺癌是第二位高发癌症。2011 年,韩国癌症患病率排名中,甲状腺癌高居首位。

国内数据: 一项流行病学调查显示我国人群甲状腺癌的年龄标化发病率由 2005 年的 3.21/105,增加至 2015 年的 9.61/105,女性甲状腺癌发病率显著高于男性(比例约为 3∶1),城市地区发病率显著高于农村地区,发病率最高的年龄组为 50～54 岁,发病率由高到低的顺序为城市女性、农村女性、城市男性和农村男性。

近年甲状腺癌发病情况世界排名

国家	世界排名
中 国	第 4 位
美 国	第 5 位
意大利	第 2 位
韩 国	第 1 位

国内外 5 年存活率存在差异

美国 2003－2009 年调查数据显示,甲状腺癌 5 年存活率为

98.2%；2014 年，欧洲发布的统计数据显示，甲状腺癌 5 年存活率为 86.5%。尽管我国部分三甲医院调查数据显示，甲状腺癌 5 年存活率＞90.0%，但 2014 年国家癌症中心发布的最新数据中甲状腺癌 5 年存活率仅为 67.5%。该数据覆盖基层医院、二级和三级医院，代表全国平均诊疗水平。

《中国癌症研究》（*Chinese Journal of Cancer Research*）2019 年第 1 期发表文章 *Incidence and mortality of thyroid cancer in China*（2008—2012）分析了我国甲状腺癌发病、死亡的流行现况，并对 2003—2012 年发病、死亡趋势进行了预测。

我国 2008—2012 年甲状腺癌发病率为 7.56/10 万，死亡率为 0.52/10 万，甲状腺癌的发病和死亡分别居癌症发病和死亡的第 7 位和第 22 位。

该研究显示：甲状腺癌的发病率和死亡率，女性高于男性，城市高于农村，东部及发达地区发病率最高，依次是中部和西部。

2003—2012 年，甲状腺癌的年龄标准化发病率呈现明显的上升趋势，但年龄标准化死亡率未呈现明显的上升或下降趋势。

甲状腺癌生存率国内外如此悬殊的背后是什么

是调查记录错误、地域分布不均（医疗水平、经济状况）？甲状腺癌各种分型所占比例、手术方式差异还是患者服药复查的依从性不够呢？

城乡差距：经济、医疗、健康意识、就医程度已是公认的造成很多癌症城乡生存率差异的原因。

手术方式不同：在美国，手术方式仅限于单侧腺叶切除和双侧加峡部全部切除，而在中国，手术方式却五花八门，多数是由于害怕术后出现并发症，即使面对甲状腺乳头状癌，哪怕已经发现淋巴结转移，仍不做全部甲状腺切除。而如果初次手术范围不够，则会导致甲状腺癌的复发率升高，有学者统计指出多灶性甲状腺癌常累及对侧腺体，再次手术的发生率高达 70%～80%，这往往是由于初次治疗时的手术范围不够所导致的。甲状腺手术危险性比较高，复发性甲状腺癌再次手术的风险及难度则更高。

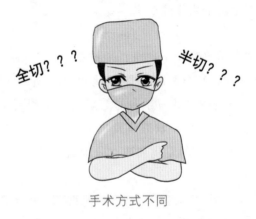

手术方式不同

依从性差：口服药物不理想，即达不到 TSH 抑制疗法及后期未定期进行复查。

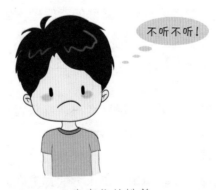

患者依从性差

其实甲状腺癌还有好坏之分

甲状腺癌其实分为几种，最常见的是甲状腺乳头状癌，美国 2013 年的数据显示约 87.3％患者都是这个类型；其次是甲状腺滤泡状癌，美国 2013 年的数据约 5.9％的患者是这个类型。在我国，国家癌症中心发布的数据显示，甲状腺癌病理学类型构成与美国相似，甲状腺乳头状癌占全部甲状腺癌的 80％，甲状腺滤泡状癌占 11％。这两种几乎占了甲状腺癌的 91％，也叫分化型甲状腺癌（differentiated thyroid carcinoma，DTC），通俗说就是肿瘤细胞拥有很多正常甲状腺细胞的特征。目前最新的 WHO 内分泌肿瘤分类将起源于甲状腺滤泡上皮的癌分成了甲状腺乳头状癌、滤泡癌、嗜酸细胞癌、低分化癌和未分化癌，其中甲状腺乳头状癌、滤泡癌、嗜酸细胞癌被称为 DTC，这类肿瘤多保留了分化型甲状腺细胞的功能，如摄入碘的功能。

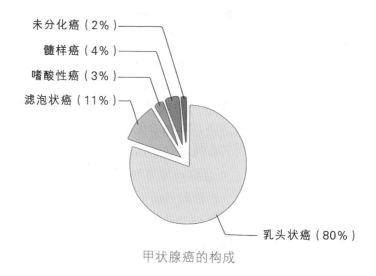

甲状腺癌的构成

诸多研究显示，大部分的 DTC 进展缓慢，近似良性病程，10 年生存率很高，特别是比例最大的乳头状癌，被誉为"最善良的癌"。多数 DTC 患者经合理的手术、术后的规范治疗（碘治疗、TSH 抑制治疗）及随访，甚至可以达到接近"临床治愈"的效果。

而另外两种类型：未分化型甲状腺癌（anaplastic thyroid carcinoma，ATC）和甲状腺髓样癌（medullary thyroid carcinoma，MTC）则预后稍差，ATC 的 5 年存活率仅为 $1\% \sim 17\%$。故甲状腺癌病理类型构成比可影响存活率。

关于甲状腺癌的争议

目前，国际上对于中晚期甲状腺癌患者进行积极手术治疗的观点已达成共识，但在甲状腺微小癌诊治方面仍存在认识的差异。多数研究主张早期筛查并积极治疗，但也有部分研究持相反观点，主要在于甲状腺微小癌的高检出率及其所引发的"对过度诊断和治疗的担忧"。

甲状腺癌早期诊断是规范化治疗的前提

从疾病诊治角度看，上述关于对甲状腺癌不进行筛查和早期治疗的观点并不可取。对于任何恶性疾病，早期诊断和治疗都是至关重要的。体检加入甲状腺筛查这一项无疑是正确的，它有助于甲状腺癌的筛查，尽早发现早期病灶，从而可尽早就诊治疗。另外，由于甲状腺癌发病隐匿，早期常无明显自觉症状，患者多以甲状腺结节为首发症状，良性甲状腺结节和甲状腺癌的临床处理及预后差异很大，如未及时准确地鉴别甲状腺结节的良恶性，对甲状腺癌患者则意味着延迟诊断或误诊。

早期诊断甲状腺癌不仅能够节约整个社会的医疗资源，也能在一定程度上提高恶性疾病的长期存活率，最终使患者获益。Pacini 等对甲状腺微小癌患者的回顾性研究显示，约 11％的甲状腺微小癌有甲状腺外扩散，28％存在淋巴结转移。诸多研究表明，甲状腺外扩散和淋巴结转移明显增加了甲状腺癌患者死亡风险。

可见，甲状腺微小癌的早期诊断与干预十分必要。

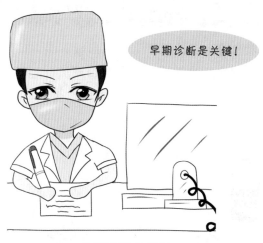

早期诊断是关键

　　甲状腺癌手术并发症则与术者经验显著相关，熟练掌握技术者可使甲状腺手术并发症发生率显著降低约50%。因此，当前应更关注如何提高甲状腺癌的诊治水平，而非担忧甲状腺癌病例的检出。一项对768例甲状腺癌患者资料的回顾性分析显示，经体检发现甲状腺癌的患者住院时间和费用显著低于非体检发现者。这也表明，甲状腺癌的早期诊断不但对其治疗具有积极意义，而且可减轻患者医疗负担。

1. 并非所有甲状腺癌都是"好癌"。
2. 对于可疑结节，早期诊断是关键。

治疗方法五花八门，我该如何选择？

有些甲状腺癌患者的脖子上呈现出极其难看的巨大的类似烧伤的瘢痕，细问之后才知道患者是在当地进行一种"黑药水"治疗，号称可以排出甲状腺癌组织。看到患者脖子上难看的疤痕，我们痛心不已，另类疗法害人不浅。

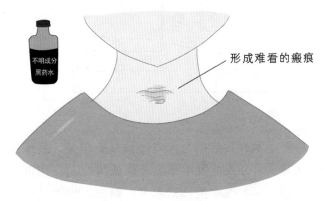

形成难看的瘢痕

"另类"黑药水是个坑

不是所有的癌症都是不可治愈的，甲状腺癌是所有恶性肿瘤中"最温和"、生存率最长的一种实体肿瘤。那么当得知甲状腺癌后，应该怎么治疗呢？这可能是大家最为关心的一个话题。

甲状腺癌的主要治疗措施包括：手术治疗、甲状腺激素治疗、放射性碘治疗、放射外照射治疗、化疗及分子靶向治疗。大多数患者为联合治疗，例如，甲状腺乳头状癌的标准治疗方案是手术治疗＋甲状腺激素治疗±放射性碘治疗。尽管放疗、化疗和分子靶向治疗不经常用到，但若病情需要是需联合应用的，所以对于甲状腺癌的治疗，我们强调的是一个治疗团队，而不仅仅是一个医生，这个团队里包括手术医生、康复科医生、科室护士、内分泌科医生和放射科医生等。

手术治疗

很多人很畏惧手术，但不得不说的是，针对甲状腺癌的治疗，手术治疗是最为重要的。因为甲状腺癌大多是局部发生的，很少严重转移，手术可以把甲状腺和转移灶切除干净，治疗效果好。

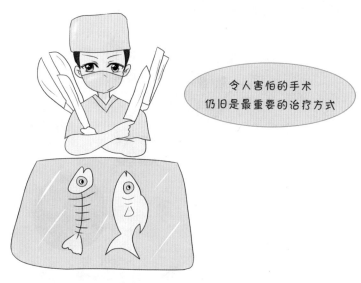

令人害怕的手术仍旧是最重要的治疗方式

手术是最为重要的治疗

值得一提的是，以前肿瘤治疗原则讲求最大耐受原则，即在身体可耐受的情况下越大越好。现在肿瘤观念正在改变，讲求最小有效原则，则使用最小手术范围不影响生命，保证好的生存质量。甲状腺癌的手术切除范围也由早年建议直径 1 cm 以上全部切除改为低危甲状腺癌切一部分即可，高危甲状腺癌才进行全部切除。甲状腺癌周围淋巴结亦须清扫，若癌症已侵及颈内其他组织，术中需切除受侵犯部分。若因病情术中未能完全切除所有甲状腺组织，则可通过术后放射性碘治疗来破坏残余甲状腺组织；若癌灶已出现颈外转移，则需通过手术、放射性碘治疗或者放疗来控制病情的进展。

　　甲状腺癌的手术方式日渐多元化，根据患者需求及病情可进行选择：有传统开放式甲状腺手术、小切口甲状腺手术、腋窝-乳晕入路腔镜甲状腺手术、胸部-乳晕入路腔镜甲状腺手术、经口腔镜甲状腺手术、机器人甲状腺手术等。

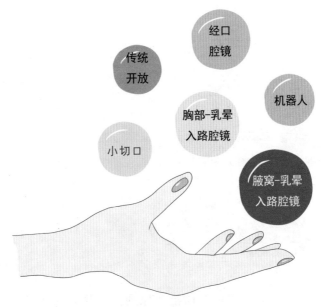

甲状腺癌的手术方式日渐多元化

　　甲状腺激素治疗、放射性碘治疗、放疗、化疗和分子靶向治疗往往是"双刃剑"，在治疗癌症杀死癌症细胞的同时对身体会产生一定的副作用。在治疗前，需要了解这些治疗方式可能的副作用，并在疾病治疗的任何阶段及时反馈医生自己的治疗感受，使医生可以采取一些相应措施来缓解治疗所带来的副作用，从而缓解精神压力。

甲状腺素治疗

因手术切除了部分或者全部的甲状腺组织，患者需服用甲状腺素片，一方面用来代替正常的甲状腺素，另一方面甲状腺素片可以延缓术后体内残余甲状腺组织的生长，常被用来治疗甲状腺乳头状癌或滤泡状癌，降低复发风险。

甲状腺素片副作用很少，医生通过监测血液甲状腺功能来指导服用甲状腺素片的剂量，这也是为何术后复查结果一定要给医生看的原因。服用过量甲状腺素可能会导致体重减轻、发热、出汗、心率加快、胸闷不适、腹泻等症状。服用甲状腺素不足可能会导致体重增加、发冷、疲倦及皮肤和头发干燥。

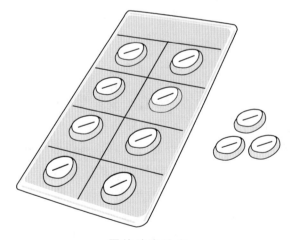

甲状腺素治疗

放射性碘治疗

放射性碘（^{131}I）治疗是治疗甲状腺乳头状癌和滤泡状癌的一种方法，它利用甲状腺组织摄取碘的特性，杀死术后体内残存的癌细胞和正常的甲状腺组织。而甲状腺髓样癌和未分化癌则很少采用[131]I治疗，因为这些类型的癌对[131]I治疗不敏感。

有些人在接受[131]I治疗后会有轻微的恶心，少数人会自觉颈部肿胀和疼痛。在接受[131]I治疗后，可能会有口干，或感觉短时间内味觉或嗅觉丧失。咀嚼口香糖可能会有助功能的恢复。

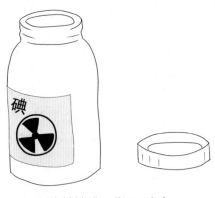

放射性碘（[131]I）治疗

放射外照射治疗

放射外照射治疗（也称为放疗）主要用于不能使用手术治疗或[131]I治疗的任何类型甲状腺癌的疗法。它也可以用于治疗甲状腺癌复发或者甲状腺癌扩散引起的骨痛。其作用机制是采用高能量的射线来杀死颈部或者癌灶转移部位的癌细胞。

它的副作用主要取决于治疗时射线的剂量大小和放疗的部位。颈部放射可能会导致口腔和咽喉的干燥、疼痛、声音嘶哑或吞咽困难，治疗部位的皮肤可能会变红、干燥或有触痛。放疗期间可能还有易疲惫的情况，特别是在治疗后数周。这些情况通常在放疗结束后会消失。

化疗

用化学药物杀灭体内癌细胞。分化型甲状腺癌和甲状腺髓样癌对于传统化疗药物不敏感，这两类甲状腺癌细胞的分化程度和多药耐药基因高表达导致化疗无效，所以化疗并不作为其常规的术后辅助治疗。化疗是晚期甲状腺癌的一种辅助治疗，一般仅适用于甲状腺未分化癌/低分化癌的治疗，有时会被用来缓解甲状腺髓样癌或其他类型甲状腺癌引起的症状。化疗主要就是使用化疗药物来杀死癌细胞，这些药物通常是由静脉注射的，它们能进入血液循环从而杀死体内的癌细胞。化疗的副作用主要取决于药物和剂量大小。

化疗药物最常见的副作用包括恶心、呕吐、口腔溃疡、食欲不振、脱发等。大部分副作用会在化疗结束后消失。

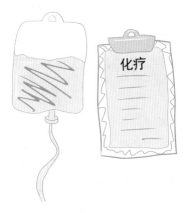

化疗

分子靶向治疗

针对肿瘤携带的特定"靶点"而精准杀灭癌细胞的方法，目前已经有药物用于晚期碘剂耐受的分化型甲状腺癌、复发、持续性即转移性甲状腺髓样癌和未分化癌的治疗中。分子靶向药物包括细胞生长因子及其受体抑制剂、多靶点激酶抑制剂、抗血管内皮生长因子药物、表皮生长因子受体抑制剂。代表性的药物有索拉菲尼、卡博替尼、乐伐替尼等，常见不良反应有腹泻、皮疹/脱屑、疲劳、手足部皮肤反应、脱发、恶心、呕吐、瘙痒、高血压和食欲减退。

微波消融术

对于恶性肿瘤能否应用射频消融术存在很大的争议，国内外主要指南对于初治、可手术的分化型甲状腺癌均不推荐射频消融。2012年韩国甲状腺结节射频消融治疗共识就指出对于甲状腺滤泡状肿瘤和原发性甲状腺癌，不推荐射频消融的治疗方法。目前缺乏足够的循证医学依据支持消融治疗在甲状腺微小乳头状癌（PTMC）患者的有效性和安全性，目前对甲状腺手术的术式要求是：全/近全甲状腺切除术或甲状腺叶＋峡部切除术，射频消融是无法达到根治目的的。消融应用于甲状腺癌一般偶见于：①超

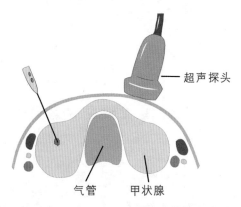

超声探头

气管　甲状腺

微波消融术用于恶性肿瘤尚有争议

声提示单发结节，直径≤1 cm，没有贴近包膜（距离＞2 mm），穿刺细胞学检查证实为甲状腺乳头状癌，颈侧区没有可疑淋巴结转移；②经评估，患者自身条件不能耐受外科手术治疗或患者主观拒绝外科手术治疗的；③患者思想顾虑过重影响正常生活，且拒绝临床观察（患者要求微创介入治疗）；④颈部孤立转移性淋巴结且不愿再次手术或手术风险较高的患者。

小结

1. 甲状腺癌需要经过规范治疗。
2. 大多数甲状腺癌需要进行联合治疗。

腔镜和机器人甲状腺癌手术，到底能不能选择？

随着科学及新技术的不断进步，甲状腺手术方式历久弥新，从传统开放手术到腔镜手术，再到现在如火如荼开展的机器人手术，历经了百余年的发展，到底它们孰优孰劣，在临床中应该如何选择呢？

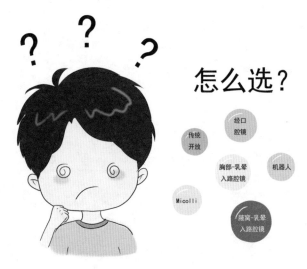

五花八门的甲状腺手术方式

当甲状腺癌需要外科手术治疗时，通常有两种手术方法可供选择：一种是传统的甲状腺开刀手术，即在脖子上沿皮纹横行切开长 4～6 cm 的切口，此切口是由一名瑞典医生发明，是甲状腺开放式手术的经典切口，一直沿用至今。

开放式手术切口能够提供最佳的手术视野，方便手术操作，尤其对于甲状腺癌可以提供更充分的暴露，有利于达到彻底治疗

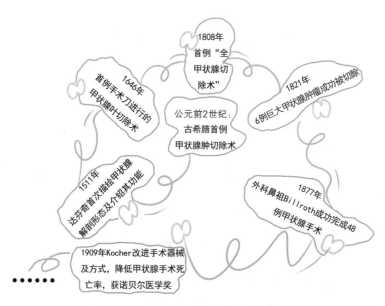

甲状腺手术发展史

的目的。它是目前临床最常见、最经典的手术方式，也是目前甲状腺癌手术的主流术式。但遗憾的是可能会在颈部留下手术"印记"，影响颈部的美观，这让一些特殊职业者、公众人物、爱美的女性朋友尤其感到担心，有的患者甚至因为害怕手术瘢痕而耽误了治疗。

腔镜甲状腺手术

腔镜甲状腺手术通俗来讲就是在颈部或远离颈部选择较小（一般 0.5～1.0 cm）、较隐蔽的手术切口，直接或建立皮下隧道，引入光源照明及摄像头，借助不断充入二氧化碳产生的张力（也可以利用悬吊设备免充气），像"搭帐篷"一样在甲状腺周围人工形成一个操作"腔"，通过手术者的手眼配合，借助腔镜的放大功能，在像电视屏幕一样的显示器"直视下"，使用特殊的手

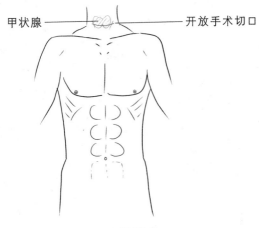

甲状腺 ——— 开放手术切口

开放手术

术器械完成甲状腺病变的切除手术。其最大的优点就是颈部无
疤，即手术后脖子上见不到难堪的瘢痕，腔镜手术视野很清楚，
神经、血管清晰易辨，易于保护重要器官。

关于腔镜甲状腺手术的争议也很多，尤其淋巴结能否彻底清
扫存在疑问，而且手术时间会延长，麻醉时间延长，费用增加，
所以严格把握手术适应证至关重要。

腔镜甲状腺手术有多种入路，包括经颈部、胸骨上切迹、锁
骨下、胸乳、单侧及双侧乳晕、腋窝、腋乳、口腔前庭等入路，
不同入路各有优劣，需根据患者不同情况选择合适的手术入路。
目前，胸前入路（包括胸乳入路和乳晕入路）是国内最常用的入
路，与开放性手术相比，乳晕入路的腔镜甲状腺手术并不会增加
并发症的发生率，且乳晕切口颜色深，能够较好地隐蔽伤口。近
年来，尽管经口腔前庭入路的腔镜手术有将常规Ⅰ类无菌切口变
为Ⅱ类相对有菌切口增加了术后感染的风险，但因体表完全无

痕、术后疼痛轻，术前充分准备后感染风险也不高而逐渐被接受和应用。

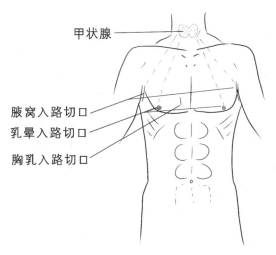

常用腔镜手术（胸乳、腋窝入路）

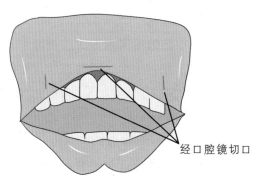

经口腔前庭入路

另外，虽然器械的完善及术者手术技巧的提高使腔镜下甲状腺癌颈侧区淋巴结清扫技术在不断发展，但不可否认的是，完全腔镜下颈侧区淋巴结清扫因手术范围大、视野小、操作范围局限等特点，其难度远大于开放手术，这种术式的全面推广仍需时间。

腔镜甲状腺手术的并发症有哪些

腔镜甲状腺手术的并发症与传统开放式甲状腺手术一样，如术中术后出血、喉返神经和甲状旁腺损伤、肿瘤种植等问题，除此之外还有一些腔镜甲状腺手术特有的并发症，如二氧化碳相关高碳酸血症、头晕、呕吐、皮下气肿、纵隔气肿及局部皮肤淤斑、坏死、腔道出血种植、皮下血肿、胸部皮肤麻木、疼痛感、紧绷感、牵扯痛、喉间异物感等并发症。

哪些患者适合做腔镜甲状腺手术

腔镜甲状腺手术目前仍颇受争议，如：

（1）手术中往往只能依靠分离钳、抓钳等器械钳夹甲状腺组织，过度牵拉、包膜撕裂后可能出现肿瘤种植。

（2）由于胸骨和锁骨的阻挡导致低位淋巴结切除的彻底性仍受到限制。

（3）颈侧区淋巴结切除因手术范围大、视野小、操作范围局限等特点，其难度远大于开放手术。因此选择这种手术方式须坚持"治病第一，美容第二"的原则，术前医生会根据超声检查（包括超声造影）和颈部增强 CT 等明确肿瘤及转移淋巴结的大小、位置及其与喉返神经、颈部血管的关系进行严格的评估。

腔镜甲状腺手术最大的适应证就是有颈部强烈美容需求的患者，其次需满足以下适应证：良性肿瘤的最大直径≤6 cm、Ⅱ度肿大以下的原发性甲亢、分化型甲状腺癌（直径≤2 cm）、肿瘤没有侵犯邻近器官（无胸骨后病灶）及颈部侧区可疑淋巴结转移（直径≤2 cm）。

禁忌证包括：分化型甲状腺癌肿瘤大于 2 cm、Ⅲ度肿大的原发性甲亢，颈部及胸部有手术史，甲状腺未分化癌或者髓样癌，肿瘤浸润食管、气管或喉返神经，或者全身其他部位有远处转移者。颈部侧区淋巴结转移是相对禁忌。

机器人手术

2004 年美国 Profanter 医生最先报道了 Da Vinci 机器人（即达·芬奇机器人）辅助腔镜甲状腺手术，随后在韩国、中国香港等地得到普及。它的优点：

（1）美观，属于美容手术，而且术中使用三维成像，视野更清楚。

（2）机器人操作臂能够 360°全方位、多角度调节十分灵活，可以避免损伤周围神经及血管。

（3）机械臂还可以有效滤过人手的无效抖动，实现术中更精准的操作。

（4）通过借助机械臂来进行手术操作，避免了医生与患者的直接接触，从而减少操作者术中职业暴露的发生，有效地保证术者的安全。

但是作为一种新型技术，机器人手术费用高昂，且术者需要进行专门培训以操作机器人，因此此种手术方式有待进一步发展。

国内 2016 年 11 月提出的专家共识，认为机器人手术系统辅助行甲状腺癌手术的适应证：①肿瘤直径≤2 cm；②无气管、食管和血管神经等邻近器官侵犯；③无颈部淋巴结广泛转移且肿大淋巴结无融合固定；④上纵隔无淋巴结肿大；⑤患者知情同意且有强烈的美容愿望。

总之，腔镜、机器人甲状腺手术和传统手术一样，一般情况

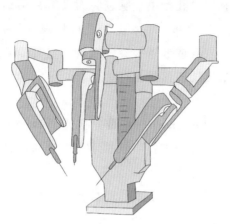

达·芬奇手术机器人

下非常安全、有效；相比于传统手术，颈外切口的腔镜甲状腺手术将手术切口疤痕移到了颈部以外的隐蔽区域，取得了更好的外观美容效果，该类手术可以满足特定人群对于颈部无疤的需求。随着研究的深入及手术技巧的成熟，腔镜和机器人甲状腺癌手术的不足也在不断得到优化。对于符合适应证的患者来说，腔镜和机器人甲状腺手术将是多元化的选择。

小结

1. 腔镜甲状腺手术适合爱美人士。

2. 腔镜甲状腺手术有严格的适应证与禁忌证。

3. 机器人手术目前仅有少数医院开展，可作为选择方案之一。

甲状腺癌术后复发了，该怎么办？

哪些甲状腺癌术后容易复发

甲状腺癌复发，是指治疗后癌细胞在甲状腺再发或转移到身体其他部位。分化型甲状腺癌术后复发率大约 30％，分化型甲状腺癌（differentiated thyroid cancer，DTC）包括甲状腺乳头状癌和滤泡状癌，是最主要的甲状腺癌类型。大约 30％的 DTC 患者术后会出现复发、转移，其中 2/3 发生在 10 年之内。2015 年，美国甲状腺协会（American Thyroid Association，ATA）对甲状腺癌患者术后复发风险进行分层。指南中认为具备以下因素的患者复发风险较高，建议此类患者要更严格遵照医嘱定期复查（表 5）。

表 5　需要注意复查的情况

肉眼可见肿瘤侵犯了甲状腺周围的组织
肿瘤未能完全切除
出现远处转移
有区域淋巴结转移，同时转移的淋巴结直径大于 3 cm
广泛血管浸润的甲状腺滤泡状癌（血管侵犯大于 4 个病灶）
医生判断术后血清甲状腺球蛋白（thyroglobulin，Tg）水平异常升高。Tg 是由甲状腺合成、并分泌到血液中的一种蛋白成分，血液 Tg 浓度能反映甲状腺细胞总量、功能和损伤情况。

复发有哪些"信号"

复发转移与局部痛感没有明确的关系，因而定期复查是发现复发的关键：

（1）术后发现新的颈部肿物，需要尽早到医院行 B 超检查明确性质。

（2）血液指标异常，术后医生重点关注的指标是 TSH 和 Tg，一般在 3～6 个月复查。如果甲状腺全切除手术患者血清中检测到 Tg 高于正常，则提示甲状腺癌病灶残留或复发；另外，甲状腺髓样癌需复查血清降钙素及癌胚抗原，这两个指标升高，提示甲状腺髓样癌可能复发。

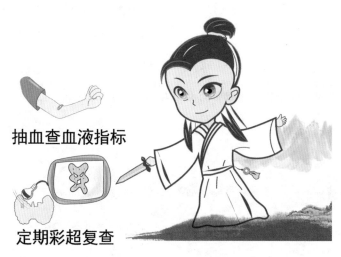

抽血查血液指标

定期彩超复查

甲状腺复查两"绝招"

甲状腺癌复发，手术仍是主要方法

甲状腺癌复发往往发生在原发肿瘤局部或颈部淋巴结，首选治疗是再次手术。由于甲状腺乳头状癌和髓样癌容易发生淋巴结转移，再次手术时医生往往会行患侧颈部淋巴结清扫术（表6）。

表 6　复查的治疗方案

手术或手术联合放射性碘治疗
对于体检中未发现，仅通过甲状腺扫描发现的复发或转移癌灶，采用放射性碘治疗
尝试使用靶向药物如索拉菲尼（sorafenib），该药适用于放射性碘治疗无效的晚期 DTC
姑息治疗，如体外放疗或术中放疗，可缓解症状，提高生活质量
化疗
参加靶向治疗的临床试验

再次手术什么时候做

如果身体条件允许，最好在发现复发后尽早手术，或手术区水肿消退 3 个月之后。

小结

抽血和甲状腺彩超检查是甲状腺癌术后复查最常用的方法。

您知道甲状腺髓样癌的相关常识吗?

甲状腺髓样癌是起源于甲状腺滤泡旁分泌细胞的恶性肿瘤,是甲状腺肿瘤中比较少见的一类恶性肿瘤,占甲状腺肿瘤的3%～8%,其恶性程度介于甲状腺乳头状癌与未分化癌之间。早期即可出现颈部淋巴结转移,属中度恶性的甲状腺癌,因此早期诊断对于治愈这类患者就更为重要,此类疾病以30～40岁多发,女性较男性多发,男女性发病率之比约为1：1.5。

甲状腺髓样癌分类

甲状腺髓样癌可分为散发性和遗传性两类,散发性占甲状腺髓样癌的70%～80%,而遗传性占20%～30%,遗传性甲状腺髓样癌较散发性甲状腺髓样癌发现早10～20年,男性较女性多见。遗传性甲状腺髓样癌是一种常染色体显性遗传疾病。在美国,推荐所有甲状腺髓样癌患者及一级亲属进行原癌基因 RET 突变基因检测,如 *RET* 基因突变阳性建议行甲状腺切除术。

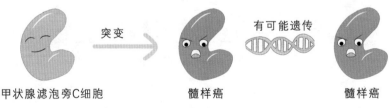

| 甲状腺滤泡旁C细胞 | 突变 → | 髓样癌 | 有可能遗传 | 髓样癌 |

甲状腺髓样癌遗传性占 20%～30%

甲状腺髓样癌与其他甲状腺癌表现有哪些不同

其实,甲状腺髓样癌在术前与其他类型甲状腺疾病较难鉴别,患者大多因颈部肿块/甲状腺结节就诊,与其他甲状腺癌一样,肿块增大可侵及喉部神经和气管,会导致声嘶及呼吸困难。

不过，甲状腺髓样癌早期即可有淋巴结转移，因而很多患者是以颈部肿大淋巴结为常见首发症状。并且甲状腺髓样癌瘤细胞能分泌 5-羟色胺、组胺、前列腺素及促肾上腺皮质激素样物质，导致临床上部分患者伴有无痛性顽固性、骨痛、颜面潮红等内分泌症状。

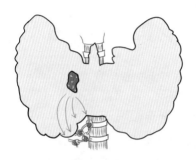

甲状腺髓样癌较早出现淋巴结转移

如何确定为甲状腺髓样癌

甲状腺彩超检查很难将甲状腺髓样癌与其他甲状腺癌相鉴别，可在超声引导下行细针穿刺检查，这是敏感性较高的确诊手段。如果术前检查降钙素大于 100 ng/L，也基本可以诊断为甲状腺髓样癌，术中行冰冻病理检查可以进一步确诊。若怀疑有肺、肝或者骨转移，应行肺部 CT 或者全身骨扫描等相关检查加以判断。

甲状腺髓样癌的特殊性

由于甲状腺髓样癌对放化疗不敏感，同时甲状腺滤泡旁分泌细胞不吸碘，故 [131]I 放射治疗对甲状腺髓样癌无效，所以外科手术仍是甲状腺髓样癌的首选根治方式。国外学者一致认为，甲状腺髓样癌有腺内播散的可能，全甲状腺切除后复发率降低，因此无论是散发性还是遗传性甲状腺髓样癌，最佳手术方式都是全甲状腺切除＋中央区淋巴清扫。特别值得一提的是，如果确定甲状腺髓样癌为遗传性，即使初始病变为单侧，术后短时间内对侧腺叶若发病，也推荐行甲状腺全切术。

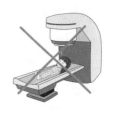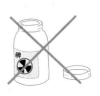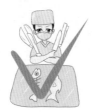

外科手术仍是甲状腺髓样癌的首选

甲状腺髓样癌影响寿命吗

甲状腺髓样癌的 5 年、10 年、15 年累积生存率分别为 87.4%、74.6% 和 54.2%。单因素分析发现，性别、年龄、原发灶累及双侧、原发灶直径＞4 cm、甲状腺包膜外侵犯、远处转移、手术彻底程度对预后有影响。原发灶累及双侧的预后比单侧差，原发灶直径＞4 cm 者预后比较差，出现远处转移者预后明显差，手术彻底情况对预后有明显的影响。而不同的首发症状、各型分期、原发灶不同的手术方式、颈淋巴清扫手术方式、颈淋巴结是否转移（经术后病理证实）、治疗方式（手术＋化疗）、有无复发、有无等内分泌症状等对预后的影响差异均无统计学意义。

我本善良   我比较"坏"

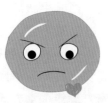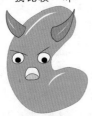

分化型甲状腺癌细胞   甲状腺髓样癌细胞

甲状腺髓样癌预后稍差

小结

1. 甲状腺髓样癌较分化型甲状腺癌预后稍差。

2. 外科手术仍旧是甲状腺髓样癌的主要治疗方法。

3. 甲状腺髓样癌有一定的遗传性。

是不是得了未分化癌就放弃治疗？

甲状腺癌"分化"与"未分化"是什么意思

"分化"是指同一来源的细胞逐渐产生出形态和功能各不相同的细胞群，从而发挥不同作用的过程。如果肿瘤细胞在分化过程中出现障碍，就无法"长大成人"，也无法行使相应功能。分化型甲状腺癌肿瘤细胞和它同来源的细胞很相似，生长和扩散速度比较慢。

"未分化"则是一个极端情况，它与同来源细胞在样貌上"面目全非"，这种肿瘤细胞生长和扩散的速度非常快。肿瘤分化程度低，说明它不像原来的样子，它的生长往往会失控，这也是为何甲状腺未分化癌恶性程度很高的原因。

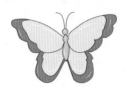

甲状腺癌的病理

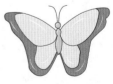分化型甲状腺癌 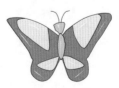低分化型甲状腺癌 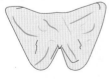未分化型甲状腺癌

甲状腺癌的分化类型

"分化"和"未分化"甲状腺癌会互相转化吗

这种情况是可能的，尽管一般来说细胞分化不可逆，可在某

些条件下，分化了的细胞会不稳定而回到未分化的状态，这个过程称为去分化。有研究证据表明，甲状腺未分化癌可以由滤泡细胞去分化形成，还有一些未分化癌中可发现乳头状癌的成分，都说明了这种可能性。

甲状腺未分化癌是甲状腺癌中恶性程度最高的

甲状腺未分化癌从发生到出现临床症状疾病的进展比较快，预后比较差。甲状腺未分化癌诊断时即为晚期（Ⅳ期），具体可分为ⅣA～ⅣC期（表7）。

表 7　甲状腺未分化癌晚期分期

分期	含义
ⅣA 期	没有淋巴结转移和远处转移，原发灶局限于甲状腺内
ⅣB 期	没有淋巴结转移和远处转移，原发灶明显侵犯至甲状腺外组织；或无远处转移，有淋巴结转移，原发灶局限于甲状腺内
ⅣC 期	出现远处转移，无论原发灶范围多大，或有无淋巴结转移

是不是得了未分化癌就放弃治疗

甲状腺未分化癌很多在确诊时就已经远处转移，治疗方法非常有限。当然，如果能够通过手术彻底切除，手术仍旧是首选的治疗方案。如果甲状腺未分化癌已经波及气管、食管等重要器官，或者已经发生了远处转移，手术可能反而会降低生活质量，并且对于延长生存时间并无益处。这是因为它几乎不摄碘，对于化疗也不敏感。另外，免疫疗法和分子靶向药物对于甲状腺未分化癌的治疗效果尚不确切，还处在临床研究阶段。

这并不是说发现甲状腺未分化癌就不治了，我们临床工作中

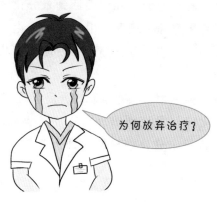

未分化癌仍可能有手术机会

就遇到过甲状腺未分化癌手术切除完整，术后辅以放疗取得较好疗效，术后 3 年多现在仍健在的患者。所以对于有手术机会的未分化癌，手术辅以放疗仍是可尝试的治疗方案。

1. 甲状腺未分化癌恶性程度较高，预后较差。

2. 不要轻易放弃治疗，有部分甲状腺未分化癌经积极治疗后仍可以有较好治疗效果。

为什么甲状腺癌与乳腺癌 "暧昧不清"?

　　李姐今年近 50 岁了，4 年前曾做乳腺癌改良根治术并进行了
化疗，一直复查都挺好，没想到
一年前乳腺癌复查时发现颈部异
常：甲状腺双侧结节并颈部淋巴
结肿大，经进一步确诊后考虑为
甲状腺癌，手术后病理结果提示
甲状腺乳头状癌。

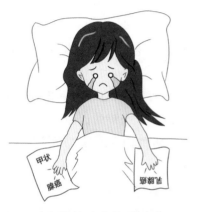

　　这种例子在中国乃至全世界不
在少数，乳腺癌是中国女性中发病
率最高的恶性肿瘤，甲状腺癌也在
女性中发病率高，且乳腺与甲状腺
均为激素依赖器官，因此，两者是

同时患甲状腺癌和乳腺癌

否可能存在一些内在的联系和共同发病的危险因素呢?

　　2015 年内分泌学会年会（ENDO2015）上，纽约哥伦比亚大
学外科助理教授、医学博士 Jennifer Hong Kuo 发布的一项数据
库分析表明：①与普通人群相比，乳腺癌患者术后 5 年内发生原
发性甲状腺癌的发病率是普通人群的 2.18 倍；②发生甲状腺癌的
乳腺癌患者更为年轻，ER 阳性居多，其乳腺肿瘤体积更小，更
具有侵袭性；③更长的射线暴露时间或是对乳腺癌患者更加紧密
的监测随访，在肿瘤增加中起到了一定的作用。2015 年 12 月
Thyroid 报道，一项长达 40 年的随访研究发现，甲状腺癌与乳腺
癌有相关性，4.3% 的甲状腺癌患者罹患乳腺癌，2.6% 的乳腺癌
患者罹患甲状腺癌，诊断甲状腺癌后乳腺癌发生的平均时间为
5.2 年，甲状腺癌患者发生乳腺癌的发病率是普通人群的

2.45 倍。

多原发癌（multiple primary carcinomas，MPC），又称重复癌（double primary carcinomas），是指同一器官或不同器官同时或先后发生的 2 种或 2 种以上的原发性恶性肿瘤，MPC 常发生在成对或同一系统器官，尤以消化器官多见，其他组织和器官相对少见。至今仍沿用 Warren 与 Gates 于 1932 年确定的 MPC 诊断标准：①每个肿瘤有肯定的病理学恶性肿瘤证据。②各个肿瘤必须发生于不同部位，有独特的病理形态。③应排除转移癌与复发癌的可能。MPC 以其出现的时间间隔分为同时性 MPC 和异时性MPC。2 个癌的诊断时间间隔在 6 个月内的为同时性 MPC，超过6 个月的为异时性 MPC。

2016 年一篇文章统计了全世界的包括 19 个研究、95 万乳腺癌患者随访资料，发现甲状腺癌 611 例，因而得出结论患乳腺癌的患者比普通人群甲状腺癌的发生风险高 55%，而另一篇文章统计了 1966—2015 年的 18 个研究，有 4.5 万个甲状腺癌患者随访，其中发现乳腺癌 5 791 例，经过统计认为甲状腺癌患者患乳腺癌的风险比普通人群高 18%。然而这种相关性的具体机制尚不明确，有研究认为这可能与乳腺和甲状腺组织上皮细胞膜对碘的主动转运机制有关，乳腺和甲状腺受类似的激素作用，乳腺组织存在丰富的TSH 受体；同时，雌激素也影响甲状腺的发育、生理和病理。这可能是引起发生乳腺及甲状腺 MPC 的生理基础（表 8、表 9）。

表 8　乳腺癌术后第二原发癌的发生原因

乳腺癌生存者接受长期密切调查随访
原发癌症引起的基因突变和行为风险因素
乳腺癌术后治疗尤其化疗和放疗的影响

表 9　乳腺癌与甲状腺癌同时发病的风险因素

50 岁之前诊断为乳腺癌、ER 阳性、P53 基因突变等与甲状腺疾病相关
乳腺癌术后上半身的放射治疗增加甲状腺癌风险
未生育喂养的女性甲状腺癌患者，患乳腺癌概率增加，推荐进行严密的乳腺检查随访

　　尽管以上研究尚不足以解决以下疑惑：乳腺癌术后发现的甲状腺癌是原本就存在而随后的密切观察增加了它被诊出的机会还是乳腺癌和甲状腺癌在发生机制上存在某些相关性；乳腺癌术后再发甲状腺癌的组织学倾向于在乳头状甲状腺癌、嗜酸性滤泡状甲状腺癌、未分化癌出现高细胞变异，这与原发甲状腺癌的组织学类型的差异是否对乳腺癌及甲状腺癌预后有某种相关性；乳腺癌与甲状腺癌之间存在因果联系还是因为乳腺癌的治疗诱发或增加了甲状腺癌出现的风险。但提醒临床医生和患者应该注意的是：甲状腺癌患者应常规排除乳腺癌可能，乳腺癌患者也应同时检查甲状腺，若发现肿瘤应予以重视及时治疗。

1. 甲状腺癌和乳腺癌确有不少同时出现。
2. 注意定期体检利于早期发现第二原发癌。
3. 有甲状腺癌或乳腺癌的患者应注意常规排除。

预防甲状腺癌，有哪些招？

坊间有很多传闻，宣传某保健品可以预防甲状腺癌。实际情况是，目前并没有充足证据表明有任何药物、食物、保健品具有预防甲状腺癌的作用，也没有证据表明通过饮食、运动可以预防甲状腺癌。

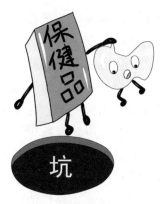

坊间保健品传闻不可信

怎样才能保护好甲状腺

前面我们说过可能引起甲状腺癌的病因，因此，保护甲状腺主要从病因着手。

（1）碘成分摄入过多或者是过少，都会对甲状腺的功能造成影响和伤害，所以一定要把控在合理范围内。普通人每日摄取碘 $150\,\mu g$ 左右就可以了，而孕妇和哺乳期女性则可以相对较多一些，维持在 $250\,\mu g$ 左右。

（2）减少与放射线的接触。避开可能有电离辐射的地区，如果工作不能避免需要接触放射线和辐射，做好相关保护措施很重

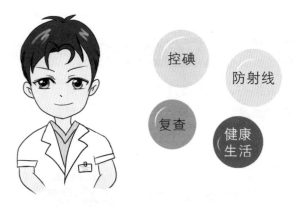

控碘

防射线

复查

健康
生活

"护甲"四招

要，而且需要定期对身体进行体检。在没有必要的情况下，儿童要尽量避免头颈部接受 X 线的照射，若必须检查时，应在检查中做好对甲状腺的保护。

（3）对于有甲状腺结节或者有甲状腺家族史的患者，需定期行甲状腺体检，检查包括超声和甲状腺功能检查，针对甲状腺髓样癌（medullary thyroid carcinoma，MTC）家族史，还需要常规体检降钙素和癌胚抗原。值得注意的是，甲状腺髓样癌可经家族遗传，基因检测可用于评估 MTC 的患病风险，对于 MTC 高风险人群可行甲状腺预防性切除。

（4）保持健康的生活方式，通过合适的饮食和运动来控制体重，杜绝不良的生活习惯，保持舒畅平和的心情。尽管不一定能预防甲状腺癌，但健康的生活方式和良好的饮食习惯可以有效杜绝很多疾病的发生。

 小结

预防甲状腺癌主要需要控碘、防射线、复查和健康的生活方式。

当甲状腺癌遇上怀孕，怎么办？

好多患者担心，是不是得了甲状腺癌就被剥夺了做妈妈的权利？得了甲状腺癌怀孕会不会影响孩子？答案是甲状腺癌术后肯定可以怀孕。

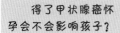
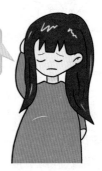

当甲状腺癌遇上怀孕

患甲状腺癌女性可以怀孕吗

对于准备怀孕的甲状腺癌患者而言，如果符合手术指证，建议先进行以手术为主的综合治疗，待病情控制后再考虑生育，以免对自身病情和胎儿造成不利影响。

对于仅需随访的甲状腺癌患者而言，如果病情长期无进展，体内各项指标都处于正常水平，可以咨询专科医生，在经过严格的科学评估之后，也可以选择怀孕。

女性甲状腺癌术后可以怀孕吗

甲状腺癌患者治疗后可以怀孕生育，目前尚无任何证据证明会对小孩造成不良

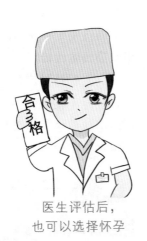

医生评估后，
也可以选择怀孕

的影响。

　　医生一般建议育龄女性甲状腺癌患者最好在治疗一年后进行全面检查，确保病情无复发、身体内各项指标正常，甲状腺素水平控制平稳，且身体状况良好再考虑怀孕。

　　接受[131]I放射治疗的甲状腺癌患者则要适当延长孕前随访期，一般为6个月至1年经专科医生评估之后再选择是否怀孕。

　　TIPS：对于男性，在未行[131]I治疗的情况下，授孕则无太大影响；如曾接受[131]I治疗，则同样建议6个月至1年后授孕。

甲状腺癌术后患者怀孕不可以停药

　　需要注意的是，甲状腺癌术后的患者在怀孕期间不能停药，停药会对婴儿发育造成严重的影响。因为甲状腺素对于婴儿的智商是必须的。需要在备孕期间及怀孕时监测甲状腺功能，一般建议孕1～20周每4周1次，孕20～40周可以查得勤一点儿，因为随着胎儿的增大，机体对甲状腺素的需求会增加，需要在医生的建议下调整甲状腺素药量，以免影响胎儿健康。

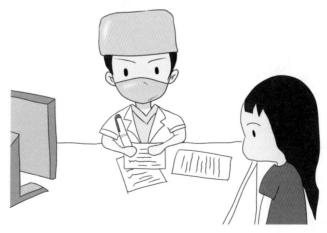

孕期需在医生的建议下调整甲状腺素药量

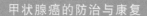

怀孕会引起甲状腺癌复发/转移吗

怀孕和甲状腺癌的复发/转移之间的关系，目前尚无定论。有统计研究指出孕妇检出甲状腺结节恶性的比例更高，也许是孕期雌激素升高会促进原已存在的或者是隐匿性的甲状腺癌长大。

孕中发现甲状腺癌，需要立即手术吗

如果孕中发现甲状腺癌，医生一般建议最佳手术时机是孕4~6个月，即孕中期，此时流产的风险小，其他孕周不建议手术，多采用密切观察，多数甲状腺癌在数月内不会明显变化，只要肿瘤不突然增大压迫气管、食管，完全可以等到分娩之后再手术。

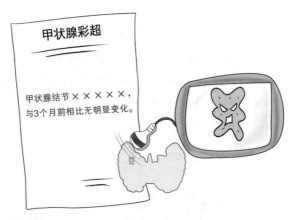

甲状腺彩超

甲状腺结节×××××，
与3个月前相比无明显变化。

孕中发现甲状腺癌可定期复查

小结

1. 甲状腺癌术后可以怀孕。
2. 孕中发现甲状腺癌在稳定的情况下可定期复查。
3. 甲状腺癌术后患者怀孕不可以停药，孕期需监测甲状腺功能。

儿童和青少年甲状腺癌，要紧吗？

儿童和青少年甲状腺癌较为罕见，根据美国国立癌症研究所SEER 数据库的数据显示，儿童和青少年甲状腺癌占所有甲状腺癌患者的 1.8％～5％，10 岁以下的发病率是 0.1/10 万，10 岁以上略有增长（0.7～2.7）/10 万。值得重视的是，1998—2005 年，儿童和青少年甲状腺癌增长率达 7％和 6.3％。儿童和青少年甲状腺癌一般是指发生在 15 岁以下患者中的甲状腺癌，与成人甲状腺癌相比，具有癌增长迅速、颈部淋巴结转移早等特点，易误诊，应引起重视。

儿童和青少年甲状腺癌有哪些表现

无症状的颈部肿物是儿童和青少年甲状腺癌的主要表现。颈部肿物可以表现为甲状腺结节或肿大的淋巴结。儿童和青少年甲状腺癌增长迅速，甲状腺结节可为单个结节或多个结节。与成人甲状腺癌相比，单发癌的发病率较高，为 38.6％～80％。

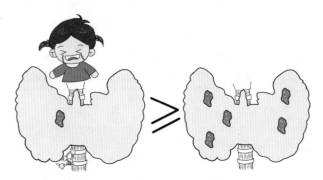

儿童单发癌的发病率较高，为38.6％～80％；
颈部淋巴结的转移率60％～80％

儿童和青少年甲状腺癌特点

手术治疗为儿童和青少年甲状腺癌的主要治疗手段

儿童甲状腺癌病理类型以乳头状癌最多，其次为滤泡样癌，多为分化型甲状腺癌，而髓样癌和未分化癌非常罕见（表10）。手术是治疗儿童和青少年甲状腺癌的主要方法，由于儿童和青少年甲状腺癌往往累及整个腺体并有淋巴结转移，因此甲状腺全切＋颈部淋巴结清扫是最常见的手术治疗手段，术后辅以[131]I放射治疗和术后 TSH 抑制治疗。

表 10　儿童和青少年甲状腺癌的特点

区别类型	儿童甲状腺癌
良恶性	甲状腺结节少见，但恶性多见
病理类型	分化型甲状腺癌
侵袭性	小于 10 岁的患儿肿瘤更易突破包膜，导致整个腺体受累
进展和复发	儿童和青少年的甲状腺癌更容易进展（颈部淋巴结的转移率高达 60%～80%）和复发
预后	儿童和青少年甲状腺癌的预后远好于成人
基因突变	儿童和青少年甲状腺癌基因突变较多，可以解释儿童甲状腺对[131]I放射治疗敏感和生存率高的原因

小结

儿童和青少年甲状腺癌恶性程度较高，但预后较好。

康复篇

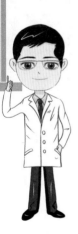

甲状腺癌怎么分期?

目前国际上通用的时 TNM 分期系统,即 T(表示肿瘤原发灶)、N(表示淋巴结转移情况)和 M(表示远处转移情况),将肿瘤分为 I～Ⅳ 期,分期越晚,患者结局越差。

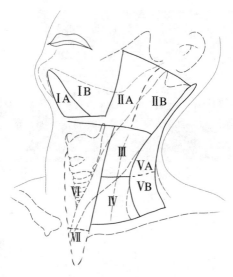

国际上将颈部淋巴结分为 7 个区

分化型甲状腺癌(DTC)的分期与初诊时的年龄有关,目前是以 55 岁作为"分界线",这是由于年轻患者预后较好,具体如表 11～表 13 所示。

表 11 分化型甲状腺癌分期［美国癌症联合会（AJCC）第八版］

分期	T	N	M	Y（年龄）
I	AnyT	AnyN	M_0	<55
I	T_1	N_0/N_x	M_0	≥55
I	T_2	N_0/N_x	M_0	≥55
II	AnyT	AnyN	M_1	<55
II	T_1	N_1	M_0	≥55
II	T_2	N_1	M_0	≥55
II	T_{3a}/T_{3b}	AnyN	M_0	≥55
III	T_{4a}	AnyN	M_0	≥55
IVA	T_{4b}	AnyN	M_0	≥55
IVB	AnyT	AnyN	M_1	≥55

T：原发肿瘤大小；N：区域淋巴结情况；M：远处转移

表 12 分化型甲状腺癌分期的定义（55 岁以下）

分期	定义
I 期	没有远处转移，无论肿瘤多发，是否转移到区域淋巴结
II 期	发生远处转移（如肺、骨、脑）

表 13　分化型甲状腺癌分期的定义（55 岁以上）

分期	定义
Ⅰ期	肿瘤局限在甲状腺内，最大直径≤4 cm；没有淋巴结转移和远处转移
Ⅱ期	满足以下两种情况之一：①没有远处转移，有淋巴结转移，肿瘤局限在甲状腺内，或仅侵犯甲状腺周围的带状肌内；②没有远处转移，也没有淋巴结转移，肿瘤局限在甲状腺内但最大直径＞4 cm，或仅明显侵犯带状肌
Ⅲ期	无论淋巴结转移与否，无论肿瘤大小如何，但侵犯了皮下软组织、喉、气管、食管或喉返神经；没有远处转移
ⅣA期	无论肿瘤大小如何，但侵犯了椎前筋膜，或包绕颈动脉或纵隔血管，没有远处转移
ⅣB期	无论原发灶和区域淋巴结转移病灶如何，发生了远处转移

甲状腺髓样癌分期及定义如表 14～表 15 所示。

表 14　甲状腺髓样癌分期［美国癌症联合会（AJCC）第八版］

分期	T	N	M
Ⅰ	T_1	N_0	M_0
Ⅱ	T_2	N_0	M_0
Ⅱ	T_3	N_0	M_0
Ⅲ	$T_1 \sim T_3$	N_{1a}	M_0
ⅣA	T_{4a}	AnyN	M_0
ⅣA	$T_1 \sim T_3$	N_{1b}	M_0
ⅣB	T_{4b}	AnyN	M_0
ⅣC	AnyT	AnyN	M_1

T：原发肿瘤大小；N：区域淋巴结情况；M：远处转移

表 15　甲状腺髓样癌分期的定义

分期	定义
Ⅰ期	没有淋巴结转移和远处转移；原发灶局限于甲状腺内，且最大直径≤2 cm
Ⅱ期	没有淋巴结转移和远处转移原发灶局限于甲状腺内，且最大直径＞2 cm，或原发灶侵犯至甲状腺外，但仅累及周围带状肌（颈前一组袋装的肌肉）
Ⅲ期	没有远处转移；有颈部Ⅵ区或Ⅶ区淋巴结或咽后淋巴结转移；原发灶局限于甲状腺内，或原发灶侵犯至甲状腺外，但仅累及周围带状肌
ⅣA期	没有远处转移，原发灶局限于甲状腺内，但颈侧区（Ⅱ～Ⅴ区）淋巴结出现转移，或没有远处转移，无论有无淋巴结转移，原发灶累及周围的皮下软组织、气管、食管或喉返神经
ⅣB期	没有远处转移，无论有无淋巴结转移，原发灶累及脊柱或周围大血管，侵犯至椎前筋膜、包绕颈动脉或纵隔血管
ⅣC期	出现远处转移，无论原发灶范围如何，以及有无淋巴结

甲状腺未分化癌与其他肿瘤不同，由于恶性程度极高，因而已经发现就诊断为晚期（Ⅳ期）。根据原发灶范围和是否伴有转移，可以细分为ⅣA、ⅣB和ⅣC期（表16、表17）。

表 16　分期［美国癌症联合会（AJCC）第八版］

分期	T	N	M
ⅣA	$T_1 \sim T_{3a}$	N_0 / N_X	M_0
ⅣB	$T_1 \sim T_{3a}$	N_1	M_0
ⅣB	T_{3b}	AnyN	M_0
ⅣB	T_4	AnyN	M_0
ⅣC	AnyT	AnyN	M_1

表 17　未分化癌分期的定义

分期	定义
ⅣA 期	没有淋巴结转移和远处转移，原发灶局限于甲状腺内
ⅣB 期	没有淋巴结转移和远处转移，原发灶明显侵犯至甲状腺外组织；或无远处转移，有淋巴结转移，原发灶局限于甲状腺内
ⅣC 期	出现远处转移，无论原发灶范围多发，或有无淋巴结转移

为什么手术对甲状腺癌的治疗这么重要?

外科手术为何重要

手术是甲状腺癌初次治疗的基本也是最重要的手段，首次规范性手术治疗决定了最终治疗的效果，是决定疗效的最重要的因素，正确的手术方式才能保证后续治疗的顺利进行，降低肿瘤复发率，减少治疗不良后果的产生，这是已经经过医生长期的临床实践和大量病例总结得到的结论。

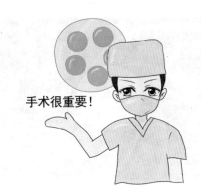

手术很重要!

外科手术仍旧很重要

外科手术方式的选择

外科手术的方式和切除范围需要根据患者本身的情况和肿瘤的危险程度，由专业的外科医生制定。对于不同情况的甲状腺癌，可以采取单侧腺叶切除（俗称"半切"）或全甲状腺切除（"全切"）。对于可能发生淋巴结转移的情况，可以采取中央区清扫或侧颈区清扫。治疗方案的准确性制订有赖于正确的术前评估，包括超声、术前穿刺病理、甲状腺癌相关标志物的检测结果及 CT 等其他影像学检查的结果，盲目地追求扩大手术范围或保守的缩小手术范围均不可取，需要根治肿瘤与保留器官功能并重。

外科手术的影响和并发症

如果甲状腺肿瘤与周围组织产生粘连或组织结构变异，在切除肿瘤的同时，可能因解剖结构不清楚而造成周围重要结构的损伤。有一些情况还必须牺牲一部分的周围器官组织以达到根治的目的，如肿瘤已经侵犯了邻近的喉返神经、甲状旁腺、肌肉、气管、食管等，这样必定会对正常生理功能造成一定的影响，如声音嘶哑、调变化、手足麻木等缺钙症状，颈部刺痛或运动感觉障碍，严重的还会丧失语言和进食功能。

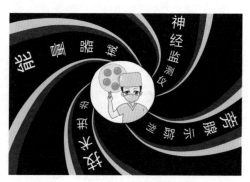

手术安全性提高

当然，随着技术的进步，能量器械、神经监护仪、旁腺示踪剂等的使用有效地降低了甲状腺手术并发症的发生比例，但仍无法完全避免手术并发症，患者需要理性面对并理解手术的风险，在达到肿瘤根治和保留正常功能两者之间找到平衡点。

外科手术后的辅助治疗和随访

甲状腺癌手术后所有的甲状腺癌患者均需进行长期随访，随访利于评估治疗效果，尽早发现肿瘤复发或转移并及时干预，合理调整药物使用的剂量，减少药物带来的副作用。

甲状腺癌手术前患者及家属应该怎么做？

前面我们已经讲过，甲状腺癌现在发病率很高，一旦发现甲状腺癌，建议积极手术治疗再根据病情辅以其他的治疗，规范化的治疗能够取得较好的疗效，以期达到"治愈"。

甲状腺手术前患者和家属应该怎么做呢

很多朋友喜欢凡事问"度娘"，不可否认的是通过上网检索可以迅速获取很多疾病相关常识，因为医生们确实是为了患者操碎了心，利用工作之余写了不少靠谱的科普文章。不过不同的患者病情不同，具体的还是要咨询您的医生。

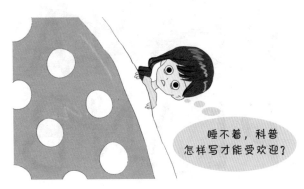

操心的医生

建议开刀前问问您的主治医师

（1）我为什么非要做手术？能不能先观察一段时间？

（2）如果手术，有哪些手术方式可供选择？

（3）我的手术方式是怎样的？

（4）各种手术方式的优缺点在哪里？

（5）在发达国家（以欧美国家为代表），像我这种情况大多采用哪种手术方式？

（6）国内大型教学医院，像我这种情况大多采用哪种手术方式？

（7）为什么您为我选择这种手术方式？

（8）您对这种手术方式有多少把握？

看病时不能迷信医院，不能迷信医生的名望。再好的医院，再有名的医生不一定适合您，在对您所患疾病的处理上不一定是最好的。患者应多找几个医生咨询，避免单个医生主观判断失误。

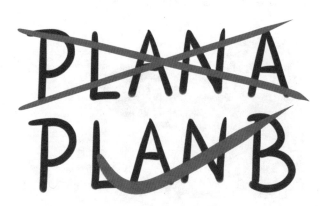

了解多种治疗方案

甲状腺癌术后要注意哪些问题?

1. 规律服药

大多数甲状腺患者在行甲状腺单叶或双叶全切除后，是需要服用左甲状腺素 50 μg/片进行治疗的（部分良性结节可不服药，请谨遵您的医师的医嘱）。甲状腺癌患者一般术后都需要口服左甲状腺素片/甲状腺素片的。

甲状腺单叶切除后常用口服起始剂量 50 μg（1 片），双叶 100 μg（2 片），特殊情况下请遵医嘱。

TIPS：建议患者每日早晨起床第一件事情即口服左甲状腺素片，这样就不容易遗忘，该药必须每日坚持服用。服药 1 个月后门诊复查，抽血检查甲状腺功能，查血结果请一定告知您的医生（很多患者看到结果在正常范围内便不告知医生，可能实际并没有达到理想控制的指标）。

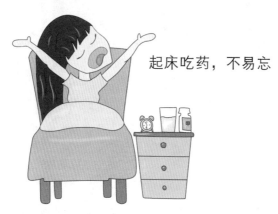

起床吃药，不易忘

每日早晨起床即口服左甲状腺素片不易忘

2. 手术切口护理

若有组织胶水，出院可拆除纱布；若无胶水涂敷，术后第5～7天可自行拆除纱布，一周内伤口尽量保持清洁与干燥。如有特殊情况，请与您的医生联系。

3. 饮食

大部分患者正常饮食即可，不需要特殊使用无碘盐。

行侧颈部淋巴结清扫患者，术后1～2个月清淡饮食，如需行碘治疗，治疗前核医学专家会进行饮食指导。

为使伤口愈合良好，术后36个月尽量少食辛辣刺激的食物，低碘饮食。

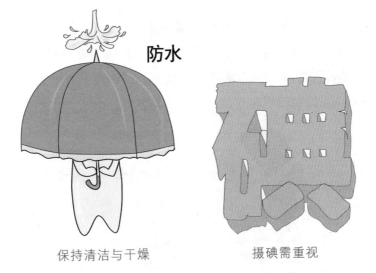

保持清洁与干燥　　　　　　　摄碘需重视

4. 活动

术后1～2个月请勿颈部过伸动作，勿提重物，这样利于伤口愈合。

避免过度劳累，保持充足睡眠，为减轻伤口不适感，可以适当左右运动头部，做轻量的肩部及上肢运动。

5. 理性面对术后不适

在甲状腺术后瘢痕愈合期间，或多或少会出现颈部紧缩、发音疲劳、局部刺痛等不适，这些均是手术区域愈合过程中产生的正常现象，不必过于紧张。经过一段时间后，类似症状都会消失，如果您特别担心，请与医生保持联系。

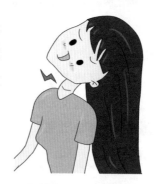

勿做颈部过伸动作

6. 按时复查

积极配合医生调整药量，能够有效地增强患者术后恢复程度，并降低复发概率，一般建议患者 1 年之内每 2~3 个月复查 1 次。

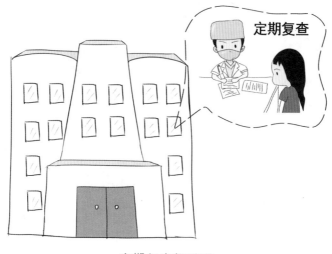

定期复查很重要

甲状腺癌术后出血，怎么办？

甲状腺癌术后少量出血是正常现象，但如果甲状腺癌术后患者出现颈部肿胀、疼痛难忍，皮下可见瘀青，引流管引流出深红色液体突然增多等情况，都提示可能颈部有较多的出血，这时需要高度引起重视，因为甲状腺后面就是气管，一旦出血较多无法顺利流出时会出现血肿压迫气管，严重时会导致呼吸困难，甚至窒息死亡。因此，甲状腺癌术后出血也是甲状腺手术最严重的并发症。

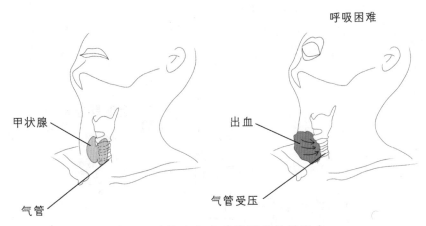

出血是甲状腺癌术后最严重的并发症

然而，各大医院每年都有几例甲状腺术后出血的情况。术后出血常见的原因：

一方面与手术本身有关，可能是手术范围大、结扎缝线脱落等因素造成。

另一方面与患者自身因素有关，甲状腺癌术后患者出现剧烈的恶心、呕吐、剧烈咳嗽、排便时用力屏气、高血压患者术后血压升高使颈部压力过高、老年患者血管脆性大易造成血管破裂出血等也可以造成出血。

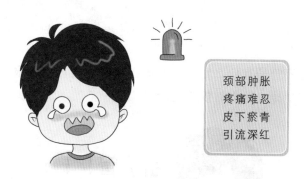

颈部肿胀
疼痛难忍
皮下瘀青
引流深红

有出血征象需尽快通知医护人员

术后一旦有颈部肿胀、疼痛难忍，皮下可见瘀青，引流管引流出深红色液体突然增多等情况应及时告知医护人员，如果出血量少，通过负压吸引、冰袋加压、止血药物治疗等即可止血；如果出血量较大，则可能需要打开切口进行二次手术止血。

甲状腺癌手术后的引流管，如何观察?

无论是哪种甲状腺癌手术（传统开放手术、腔镜甲状腺手术、机器人甲状腺手术），一般大部分医生都会在甲状腺癌患者的颈部放置1~2根引流管，少数时候会放3根。很多患者及家属会问"这根管子有什么作用啊? 放在脖子那里很不舒服，生怕睡觉压到或扯掉，什么时候才能拔啊?"

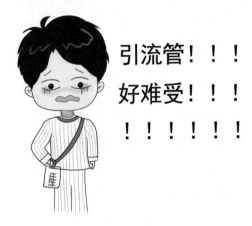

术后需放置引流管

颈部引流的目的是什么

由于甲状腺位于颈部，甲状腺的后方是气管，一旦术区出血或是渗液较多不能排出和吸收，可能会造成气管的压迫影响呼吸。因此，放置颈部引流管的目的主要是防止术后甲状腺手术区域因切口渗血、渗液引起气管受压导致的呼吸障碍。

术后引流管该怎样观察呢

（1）术后当日引流出来的液体可呈红色，以后就会逐渐变

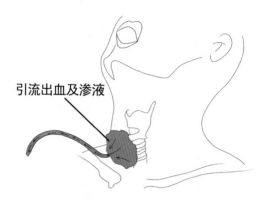

引流出血及渗液

引流管的作用：引流出血及渗液

淡，呈淡红色或透明的淡黄色，一般情况下 3～7 天拔管。

（2）密切观察引流液的量、颜色、性质，如短时间内大量出血（深红色液体，每小时大于 100 mL）或者是有乳白色液体，又或者是混浊黄色液体流出，应立即通知医护人员处理。

（3）甲状腺术后出血是甲状腺术后最严重的并发症，也是出现呼吸困难和窒息最常见的原因，多发生在术后 24 小时内，患者会突然出现颈部肿胀、疼痛难忍、进行性的呼吸困难、窒息和发绀等，应立即报告医师及时处理，否则可能危及生命。

（4）保持引流管管道通畅，随时注意观察，不要受压和扭曲，以免影响引流。

（5）注意引流管的固定，避免移位、脱出。

（6）手术后适时挤压排液管道，以免管口被血凝块堵塞。

（7）要注意引流瓶的位置，尽量不要高于颈部置管口的平面。

（8）引流液超过瓶体一半时，应立即通知护士更换或倾倒，以防因液面过高所致的逆流污染。

甲状腺癌术后，引流管为何会有白色液体流出?

前面我们讲过，甲状腺癌术后医生会在您的颈部放置一根引流管，用于排出渗液，一般为淡红色或淡黄色透明液体。有少数患者引流管中会流出白色的液体，这是正常的吗?

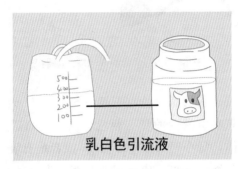

乳白色引流液

乳白色引流液正常吗

流出的这种白色液体是什么呢? 这其实是淋巴液，它是乳白色油脂样的混浊液体。这种现象在临床上被称为"淋巴管漏"，由于流出的淋巴液呈乳白色，颜色和牛奶类似，也常被称为"乳糜漏"，出现这种情况是因为淋巴管损伤而导致了淋巴液向外漏出。

颈根部手术操作可能致淋巴管损伤

人的颈部淋巴系统特别丰富，胸导管和右淋巴管是淋巴循环中最主要的两条终端，它们都是在颈根部进入静脉系统的。

甲状腺癌手术中，侧颈部淋巴结清扫时，颈根部是手术的必经之地。因此有可能会损伤淋巴管而出现乳糜漏，少数情况清扫中央区时也可以出现乳糜漏。

术后早期乳糜漏可能会被其他引流液掩盖，仅表现为淡红色

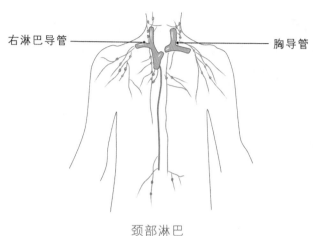

右淋巴导管 ———— 胸导管

颈部淋巴

液体稍多、微混浊，如果进食饮食中脂肪含量多，则乳白色液体会比较明显。医生通过进食高脂饮食引流液出现典型乳白色混浊状态，而禁食后引流液颜色由浊转清，或者是查验引流液中甘油三酯的浓度可以进一步判断。

　　出现这种情况最为重要的就是"管住嘴"！只有严格地限制脂肪的摄入才能减少乳糜液的生成。

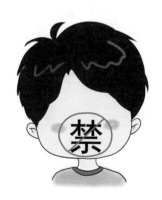

出现乳糜漏需要"管住嘴"

如果乳糜液流出量较大，医生可能会要求您禁食，使用静脉营养的方式提供营养，并且使用生长抑素等药物减少乳糜液产生。同时，会使用负压装置和加压包扎的方式，使留置在颈部的引流管利用真空原理吸出乳糜样液体并加压以进一步促进皮肤贴合，这样做有利于伤口愈合和淋巴管残端的愈合。如果每天引流管内乳糜样液体流出量大于 1 000 mL 并持续 3 天以上、局部切口出现感染等情况可能需要手术干预。

甲状腺癌手术后声音会嘶哑吗

声音嘶哑常见于喉部病变或功能异常，但临床上甲状腺癌手术后声音嘶哑也时有发生，这是为什么呢？甲状腺手术与声音嘶哑有什么关联？

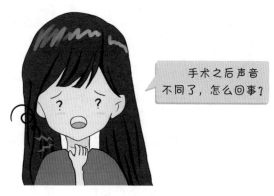

手术之后声音不同了，怎么回事？

甲状腺术后"变声"了

甲状腺癌手术为什么会引起声音嘶哑

声音出现嘶哑比较常见是因为声带活动受限或声带固定了，而声带活动受喉返神经支配。

甲状腺手术后出现声音嘶哑比较常见的原因是手术中由于肿瘤位置原因或是操作原因导致了喉返神经受损。其他还有全麻气管插管引起声带炎性肿胀、声带擦伤、杓状软骨脱位等也可以引起术后声带运动障碍导致声嘶哑。

甲状腺癌手术后出现声音嘶哑就再也不能说话了吗

一旦甲状腺手术后出现声音嘶哑应行喉镜检查，明确声音嘶哑的原因。

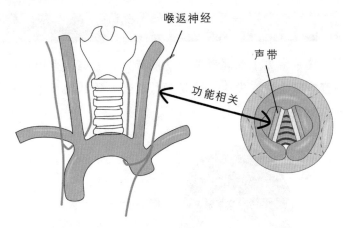

喉返神经

声带

功能相关

喉返神经与声带的功能相关

甲状腺癌手术后神经损伤造成的声音嘶哑常见有以下 2 种情况。

（1）暂时性喉返神经损伤：这种情况比较常见。一般是由于手术中神经受到牵拉或压迫引起的，受损的神经可以自行修复。修复时间和个人体质有关，平均 3～6 个月。可进行理疗、发声练习，帮助神经进行自我修复。如果声音嘶哑特别明显，还可以口服一些营养神经的药物。

（2）永久性喉返神经损伤：这种情况比较少见。多是由于肿瘤侵犯神经或手术直接损伤引起的，受损的神经无法完全恢复正常。不过人体一般有自我补救措施：正常一侧的声带功能会逐渐增强从而起到代偿作用，声音嘶哑程度会有所减轻，这种代偿的过程通常需要 6 个月以上。有的医生尝试对永久性喉返神经损伤的患者进行手术治疗，有可能能够改善声音嘶哑的状况。

总之，甲状腺术后的神经损伤多为暂时性，随着手术切口内

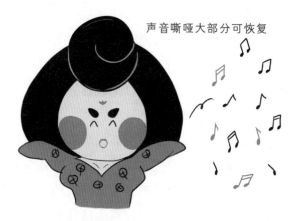

声音嘶哑大部分可恢复

声音嘶哑大部分可恢复，少数需要修复

的积液和病灶周围组织炎症及水肿逐渐吸收，切口内压力明显减轻，神经压迫症状得到缓解，声音嘶哑大部分在 3～6 个月可逐渐恢复，不必太过焦虑。

对于非喉返神经损伤造成的声音嘶哑，若为炎性肿胀、声带擦伤，可给予抗感染治疗和雾化吸入，一般 1 周后声音嘶哑即可恢复。特殊的情况是杓状软骨脱位需要到耳鼻喉专科在表面麻醉或者全麻下，使用合适的喉钳在支撑喉镜下行杓状软骨复位术，只要杓状软骨能够准确复位，声带运动将很快恢复正常，如一次复位失败，还可以重复复位。

甲状腺癌手术后声带麻痹怎么治疗

一般甲状腺手术喉返神经损伤多为单侧，少数患者可因双侧甲状腺腺叶同时手术或二次手术等出现双侧喉返神经损伤。

单侧喉返神经损伤者仅表现为声音嘶哑、进食呛咳和发声疲劳，部分患者在术后 6 个月左右，上述症状可明显减轻，虽不能达到损伤前的状况，但基本能满足日常交流需要，不需要特殊处理。如果部分患者术后半年对侧声带的代偿性内收仍不能有效地关闭声门，如损伤侧声带外展位固定、声带张力下降出现声带松弛、与健侧声带不在同一水平等，声音嘶哑、发声疲劳、误吸、呛咳等表现依旧很明显的时候，可以采取促进声门闭合、缩小和消除声门关闭不全为目的的治疗。

双侧喉返神经损伤可能会出现明显的吸气性呼吸困难，喉镜检查发现双侧声带多于旁正中位或中位固定，部分患者常常需要紧急气管切开。针对这种情况的患者，治疗目的主要是扩大声门和缓解呼吸困难，以去掉气管套管提高生活质量，而不是改善发声质量和误吸。

一些康复训练的小窍门

（1）发声练习：每天进行主要为低音调、短时间的讲话训练。

张口发"a"音，并向两侧运动发"yi"音，然后再发"wu"音，同时做吹蜡烛、吹口哨的动作。

发"ya"音，每次不超过 5 分钟，3～5 次/天。

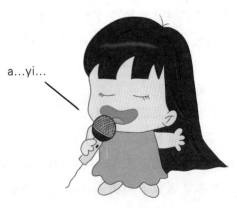

可以做一些发声练习

根据自身的情况可调整训练时间，发声练习期间，不发高音、不尖叫，大声讲话不能持续过长的时间。

　　（2）可以在非睡眠状态时多做深呼吸动作以促进声带充分外展。

　　（3）口服 B 族维生素等营养神经。

　　另外，平时应注意调节情绪，不要总因为术后声音嘶哑造成心理压力大而沮丧，尽量保持心情愉快并适当参加体育锻炼，以此减轻焦虑和抑郁情绪，这在康复过程中也很重要。

甲状腺癌手术后抽筋是怎么回事？

医生，为什么做完甲状腺癌手术后我的脸有点麻，出现腿抽筋，我好像快死了。

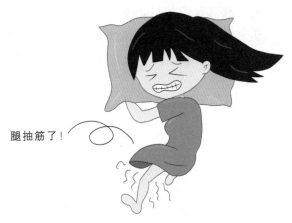

腿抽筋了！

术后出现腿抽筋

在防治篇中已经讲过，甲状腺有 4 个小伙伴被称为甲状旁腺，正常人一般有 4 个甲状旁腺，有少数人仅有 2 个或 3 个甲状旁腺，他们常位于甲状腺背后，直径 0.2～0.5 cm，有时紧附于甲状腺背面。甲状旁腺的功能是分泌甲状旁腺素（PTH），它的主要作用是负责合理分配人体的钙元素，维持骨头和血液中钙的动态平衡。

全甲状腺切除是治疗双甲状腺癌及甲状腺癌淋巴结转移的主要手术治疗方法，低钙血症是甲状腺切除术后常见的并发症。手术导致低钙血症的危险因素包括：甲状旁腺数量少、中央区淋巴结清扫、术中甲状旁腺自体移植、甲状腺下动脉主干被结扎、手

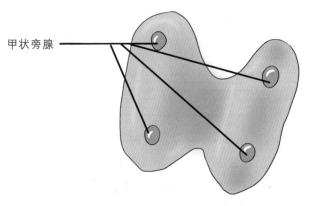

甲状旁腺

甲状旁腺与甲状腺的关系

术时间长、手术出血量大等。

血清钙的正常范围为 2.2～2.7 mmol/L，当血液中总钙浓度低于 2 mmol/L 或游离钙低于 1.12 mmol/L，并出现低钙血症的症状时，称为低钙血症。

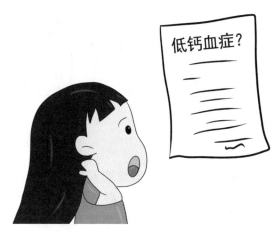

低钙血症？

术后出现低钙血症

甲状腺术后的低钙血症多为一过性，其症状通常在术后 1～3 天表现出来，术后第 2 天为峰值，一般在术后 7 天恢复正常。轻度的低钙血症可不引起临床症状，仅出现生化改变，但根据病情进展，亦可出现口唇及四肢麻木、抽搐，严重时可导致喉痉挛、晕厥、癫痫、心律失常等，甚至危及生命。

注意：严重低钙血症可能危及生命。

出现以上症状也不要着急，及时告诉医生您的不适，医生会立即进行处理。通常医生会用 10%葡萄糖酸钙 1～2 g 静脉缓慢推注或静滴快速补充血钙，并监控患者的血钙和甲状旁腺素（PTH）水平，一旦补充足量后前述症状会立刻缓解。后面医生可能会改用口服钙剂，同时建议您补充维生素 D_3 以促进钙的吸收。

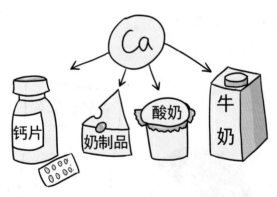

饮食上补钙

回家之后，可以吃一些补钙的食物和钙剂，同时补充维生素 D 促进钙的吸收，通过晒太阳、吃一些含维生素 D 的食物，如三文鱼、沙丁鱼、金枪鱼、干蘑菇、鸡蛋黄和动物内脏等，也可适当使用维生素 D 补充剂。

补钙有哪些小窍门？

骨头汤、虾皮补钙——不靠谱

骨头汤里的钙含量相当低，长时间熬煮并不会释放更多骨头中的钙，而且这种钙不容易被人体吸收。长时间熬煮的骨头汤还含有大量的脂肪、嘌呤，有发胖、痛风的风险。

虾皮的含钙量很高，但 100 g 虾皮中含钠 5 057 mg，严重影响了钙的吸收，补钙能力和牛奶相比差远了。

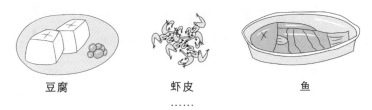

豆腐　　　　　　　　虾皮　　　　　　　　鱼
　　　　　　　　　　……

哪种食物可以补钙

这些食物能补钙

牛奶：牛奶是极好的钙来源，它含钙量丰富，钙磷比例得当，易于人体吸收，因而推荐正常成年人每天摄入 300 mL 的牛奶。

某些豆制品：以大豆为原材料的豆制品钙含量也有差别。

真正含钙量高的豆制品：豆腐干、老豆腐、嫩豆腐（表 18）。

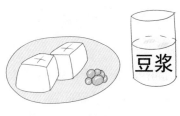

豆制品

表 18　豆制品含钙量

食物	钙含量（mg/100 g）
卤水豆腐（北豆腐、老豆腐）	138
石膏豆腐（南豆腐、嫩豆腐）	116
豆腐干	299

　　绿叶蔬菜：绿叶蔬菜很低调，但其含钙量都不低，也是"补钙小能手"。深绿色蔬菜，比如菠菜、韭菜、西蓝花等，其中含镁、钾、维生素 K 和维生素 C 都能帮助提高钙的利用率（表 19）。

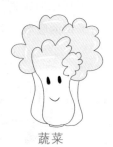

蔬菜

表 19　绿叶蔬菜含钙量

食物	钙含量（mg/100 g）
荠菜	249
芥菜	239
苋菜	187
番薯叶	174
油菜薹	156
油菜	108

　　《中国居民膳食指南》推荐每日蔬菜摄入量为 300～500 g，其中一半为深色蔬菜。经常食用绿叶蔬菜，烹饪时将蔬菜焯水，可以去除大部分草酸、植酸，能将蔬菜中的钙最大化利用。

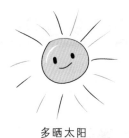
多晒太阳

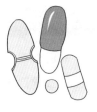
药物补充

其他补钙方法

　　如果实在无法做到饮食均衡，那么营养补剂也是个不错的选择，一样能摄取丰富的钙营养。还有，前面介绍过的，维生素 D 是钙的好帮手，有它在钙才能更好地吸收，晒太阳是最好的补充维生素 D 的方式。

甲状腺癌术后，胳膊怎么抬不起来了？

甲状腺癌术后出现患侧肩部和上肢上举无力，这种现象可见于甲状腺癌需要做颈部侧方淋巴结清扫的患者。

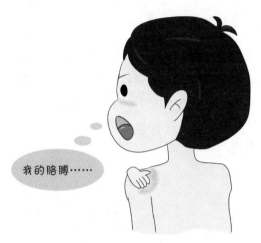

术后胳膊抬不起来

产生这种现象的原因，往往是由于手术时副神经没有充分显露，或是颈部淋巴结转移与神经粘连严重无法分离等情况，而造成了副神经损伤。副神经属于脑神经，它主要和斜方肌及胸锁乳突肌的运动有关。斜方肌的主要作用是辅助抬肩作用，胸锁乳突肌主要作用则是支配颈部运动，一侧收缩可以使头转向对侧，双侧收缩可以使头后仰。

大多数这类患者都是暂时的，通过几个月的功能锻炼，症状可以明显改善。常用的一种康复练习方法：对墙站立，上肢平举靠住墙面，将手逐渐沿着墙面往上，爬至能够上举到的最高点，

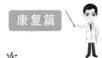

再逐步将手下移回原点，建议每日重复这个动作 10～15 次。

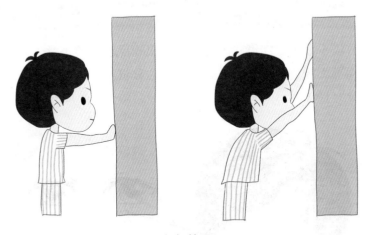

康复练习

甲状腺癌术后，为什么眼睛会变小？

有极少数的人在甲状腺癌术后会出现一侧眼睑下垂、眼睛变小，面部无汗的"奇怪"症状，出现这种情况，医学上称为霍纳综合征（Horner syndrome），这是颈部交感神经受损的表现。

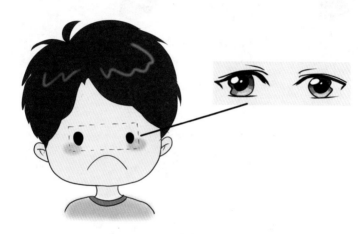

眼睑下垂、眼睛变小，面部无汗

造成霍纳综合征的原因

颈部有一个被称为颈动脉鞘的结构，它就像一个包被裹着颈部重要的血管和神经，其中颈部的交感神经与它相邻，一般不会被损伤到。但是如果遇到特殊的情况，在甲状腺癌手术中，牵拉到颈动脉鞘时则可能造成局部血肿或神经缺血性损伤，从而影响到颈部交感神经。颈部交感神经干由上、中、下3个神经节构成，也有文献指出，颈部交感神经由甲状腺下动脉分支供血，手术切除甲状腺并结扎甲状腺下动脉时，可能影响颈部交感神经的供血并损伤其功能。

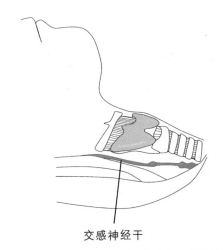

交感神经干

颈部交感神经干离甲状腺手术区域很近

　　如果是血肿或局部水肿压迫引起的神经功能受损，症状通常可缓解，但仍有 70％的患者术后症状无法缓解。

对瘢痕说"不",您有这个底气吗?

说一个大家最常问的问题:"医生,我的伤口会不会很难看?"

如果不幸经历了手术,那么怎样做才能让手术瘢痕长得好看一点呢?

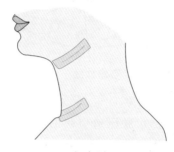

瘢痕贴

做好术前准备——术前好好洗个澡,清洁皮肤,避免破损

来甲状腺乳腺外科行手术治疗的患者,手术切口多为清洁切口,手术之后是不需要打抗生素"消炎"的,所以对于需要行手术治疗的患者,术前保持皮肤清洁非常重要。

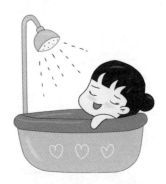

术前洗澡清洁皮肤

另外，对于有毛发的部位，如胡须、腋毛等，术前一天或手术当天清晨需要清理。不过清洁修理要适度，千万不要伤了皮肤，皮肤破损可能增加感染概率，且不利于术后康复。

住院期间——保持切口和纱布清洁干燥

手术结束后，医生会对切口表面进行一定的保护，具体措施包括：组织胶水涂敷、减张免缝胶布贴敷等，对于有些预计术后切口可能仅以无菌敷料覆盖。

通常情况下，手术后 24 小时内，医生会对手术区域及切口适度加压包扎。术后第 2～3 天，进行常规切口换药，并检查切口愈合情况和手术区域有无淤血、异常肿胀等异常。

若恢复良好，一般手术后 1～3 天即可拔除引流管出院康复，对于甲状腺癌术后行侧颈淋巴结清扫术后的患者拔除引流管的时间会略长，根据引流量决定。

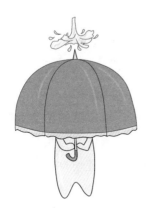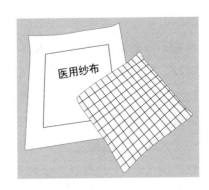

保持切口和纱布清洁干燥

回家后——避免过度运动，坚持抗瘢痕

出院后，按医生告知的时间可自行拆除切口表面纱布，其间

甲状腺癌的防治与康复

若纱布有渗湿，可至附近医院或者与您的医生联系，可到医院进行局部换药处理（术后颈部练习详见"甲状腺癌术后该如何运动？"）。半年内避免游泳，打羽毛球等过度牵拉颈部。术后坚持辅助使用预防瘢痕增生的产品。

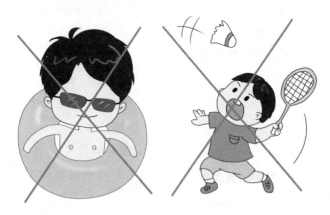

半年内避免游泳，打羽毛球

预防瘢痕增生的总结和建议

首先，不要刺激切口。避免使用刺激性过大的消毒剂，避免过度摩擦、搔抓等，保证切口清洁，预防切口感染。

其次，辅助使用预防疤痕增生的产品。最常见的两类为硅凝胶、瘢痕贴。这两类产品的品类很多，可根据情况自由选择。术后7～10天即可开始局部应用，使用期间需保证切口的清洁，建议坚持使用3～6个月效果才会相对明显。对于瘢痕体质患者及青少年患者，可在使用常规方法的同时，于术后1个月以内咨询整形科或皮肤科医生，制订个性化的预防瘢痕增生的治疗方案，如点阵激光、药物注射等。

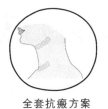

全套抗瘢方案

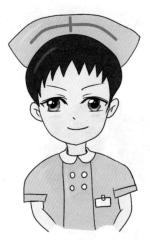

制订抗瘢方案

当然，前面已经介绍过的腔镜甲状腺手术，如胸乳入路和经口腔镜甲状腺手术也是爱美人士非常好的选择（详见"腔镜和机器人甲状腺癌手术，到底能不能选择"）。

甲状腺癌术后应该怎样吃？

作为一个百分百"吃货"，是不是得了甲状腺癌之后就要和很多食物说"拜拜"了呢？

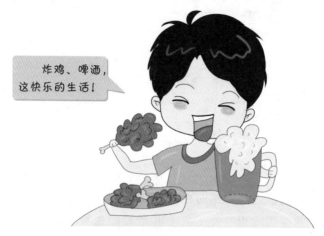

炸鸡、啤酒，这快乐的生活！

百分百"吃货"

刚做完手术的时候应该如何吃

（1）大部分甲状腺癌患者的手术使用全麻，一般全麻清醒 6 小时后即可给予少量温或凉水，若无呛咳、误咽等不适反应，则可使用温热流食，如各种汤食（不宜过早饮用豆浆、牛奶以免引起胃肠不适，出现胀气）。

（2）住院期间饮食逐渐过渡到半流质再到日常饮食，一段时间内都不建议食用坚硬不易消化的食物，因为不少患者全麻术后都会感觉咽部不适。

（3）另外，手术后一般都建议患者忌烟、酒及辛辣刺激性食物以及肥腻、油炸食物等。

（4）术后 2 周如无特殊反应，患者可逐步恢复到正常饮食，建议控制体重，避免过量摄入。

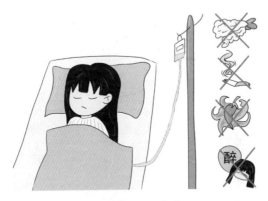

住院期间不乱吃

术后出现并发症怎么吃

1. 手足抽筋时饮食

原因：手术甲状旁腺功能可能受损致血钙降低，神经、肌应激性增高而抽筋。

医生建议：医生一般会予以补钙措施，饮食上适当多食用高钙低磷食物，如绿叶蔬菜、蛋黄、动物内脏、牛奶、虾皮、骨汤、芝麻酱等，同时提倡食用维生素 D 含量高的鱼肝油、肝、蛋黄及黄油。可适当限制含磷较高的食物，以免影响钙的吸收，如紫菜、鲜牛奶、鱼虾、谷类、麦麸、肉类、坚果等（详见"补钙的小窍门"）。

2. 喉上神经及喉返神经损伤时饮食

原因：喉上和喉返神经损伤多由术中损伤、牵拉、血肿压迫所致。

医生建议：进食时特别是饮水时，应观察有无发生呛咳、误咽等情况。鼓励坐起进食或进半流质固体食物，如小米粥、疙瘩汤、鸡汤、鱼汤、面条等，进食速度不宜过快，以免出现呛咳。

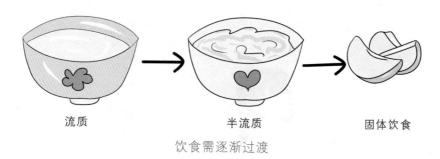

流质　　　　　　　半流质　　　　　　固体饮食

饮食需逐渐过渡

3. 呼吸困难时饮食

原因：呼吸困难和窒息是术后危急的并发症，一般发生在术后48小时以内。主要原因包括：手术区内出血压迫气管、喉头水肿、气管受压软化塌陷、气管内痰液阻塞。

医生建议：术后6小时起可进少量温凉流食，禁止食用过热流食，以免诱发手术部位血管扩张，加重创面出血和血肿压迫致呼吸困难或窒息。

4. 乳糜漏

原因：甲状腺癌手术会进行不同程度的淋巴结清扫，所以有淋巴漏的可能性。

医生建议：短期内建议以易消化、易吸收的食物为主，禁食高蛋白及高脂食物，因为这类食物的摄入可能会加重淋巴漏甚至乳糜漏。

甲状腺癌术后饮食，营养要相对平衡

甲状腺癌术后饮食的各营养素要相对适量、齐全，除充足优质的蛋白质摄入外，应以低脂肪、适量碳水化合物为主。注意从

新鲜蔬菜和水果中补充维生素、无机盐、纤维素等。

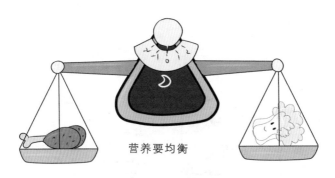

营养要均衡

术后营养要均衡

烹调方法和进食方法要讲究

甲状腺癌术后饮食应该设法增进患者食欲，在食物的选择、制作、烹调上，应创造食物良好的感观性状。在味、色、香、形上下功夫，尽可能地适合和满足患者的口味。还要根据患者的消化能力，饮食采取少量多餐，粗细搭配。吃饭时要创造愉悦气氛，尽量与亲属同进食。吃饭前，尽量避免油烟味等不良刺激。

需要行碘治疗的甲状腺癌患者术后饮食

对于需要进行[131]I检查或治疗的患者，我们建议在检查或治疗前后一个月内尽量禁碘/低碘饮食。目的是让[131]I在残留甲状腺及甲状腺病灶中得到充分吸收并尽可能长时间滞留，更有助于杀灭癌变的甲状腺细胞，实现疗效最大化。这种饮食需一直持续到检查或治疗后 2 天。

如何正确地"低碘饮食"

（1）应避免的：加碘盐（除非特别注明，否则市场上所有盐都是加碘盐）、由加碘盐制成的食品、海盐、所有的鱼类和贝类、紫菜、海藻、海带、基于海产品的加工食品。

（2）允许食用的：无碘盐（一般在包装上会特别注明）、用无碘盐制成的食品、醋。

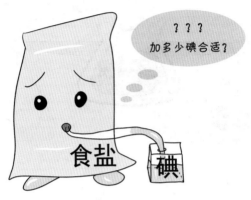

加碘盐？无碘盐？

甲状腺癌需要终身低碘饮食吗

一般医生会建议患者低碘饮食或基本正常饮食。坊间关于甲状腺癌发病率增高与食盐加碘存在联系的推论依据并不充分，碘缺乏同样会引起很多疾病，其中包括甲状腺癌。因此，适当的补充膳食碘才是科学合理的，我们提倡平衡的饮食，不过量的补碘也不能缺碘，可以根据体内的碘含量适当补碘。

甲状腺癌术后该如何运动？

甲状腺癌术后常常有患者（尤其是做了颈侧区淋巴结清扫的患者）反映脖子酸痛、僵硬、肩关节僵硬、上肢抬不起来、乏力等，这是什么原因呢？（见康复篇"甲状腺癌术后，胳膊怎么抬不起来了？"）

甲状腺癌术后需要进行循序渐进的活动才不会出现功能受限

甲状腺癌手术后建议颈部制动，待拔除伤口引流管后可做颈部小幅度的活动，也可用手按摩松弛颈部，防止颈部肌肉疲劳。伤口愈合后，可做"米"字形点头、仰头、伸展和左右旋转颈部，做颈部全关节活动（屈、过伸、侧方活动），每天练习，以防颈部功能受限。

有研究表明，甲状腺癌患者术后在早期进行颈部功能锻炼，将有利于缓解颈部僵硬、减少瘢痕挛缩的发生。但大部分患者由于害怕疼痛或者缺乏相关知识，早期行颈部功能锻炼的依从性差，长时间的低头姿势越发加重了颈部僵硬不适。

肩颈功能锻炼的方法

（1）术后 2～5 天，可进行左右侧颈运动，幅度＜60°；上下活动颈部，幅度＜30°，交替进行，1 次 5～10 分钟，每天 3 次。

（2）进行上肢屈伸锻炼及上肢肌肉等长收缩锻炼，以促进血液及淋巴回流。1 次 5～10 分钟，每天 3 次。

（3）术后 5～10 天，进行肩部及颈部的功能锻炼。

（4）包括前举、耸肩、后伸、内收、侧举、内旋及外转，上臂爬墙等肩部锻炼动作。

（5）拆线后颈部做前屈、后仰、左右旋转及左右侧弯等动作，即"米"字形的颈部锻炼。

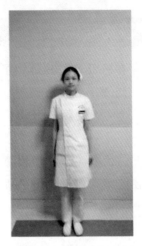

完全放松肩部和颈部

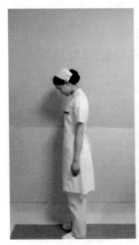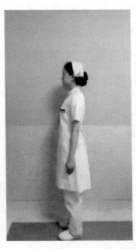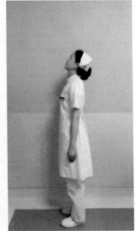

上下活动颈部

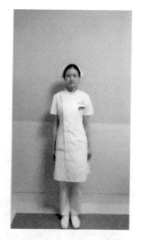
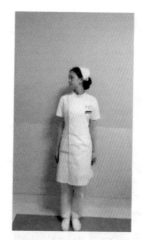

将面部转向右侧
（注意不要移动肩部）

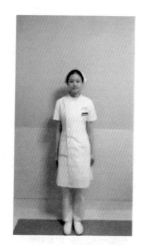
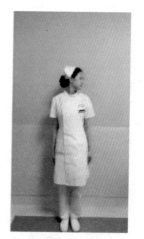

将面部转向左侧
（注意不要移动肩部）

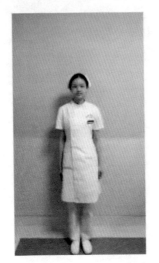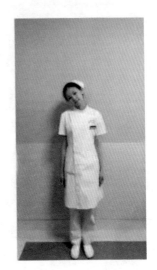

将头偏向右侧

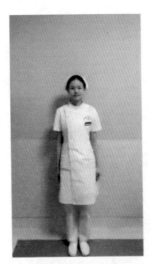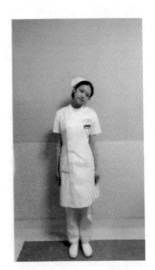

将头偏向左侧

出院之后还应该坚持肩颈的功能锻炼 3 个月

（1）刚开始锻炼时，动作宜缓慢、轻柔，动作幅度不宜过大，并尽量保持放松，如感到疼痛、牵拉感或其他不适，则停止锻炼。逐渐增加锻炼次数，循序渐进的加大运动的力量及幅度，以身体耐受为宜。

（2）特殊情况除外，如有出血的患者、植皮患者及其他特殊情况主治医生交代需要颈部制动者。

（3）术后的肩颈功能锻炼出院之后应该坚持，以减轻其颈部的水肿症状，使其肩关节及颈部的功能得以恢复正常，特别是做了颈侧区淋巴结清扫的患者。

甲状腺癌术后常用规范治疗有哪些？

TSH 抑制治疗

左甲状腺素片（LT_4）是目前 TSH 抑制治疗最常用的药物，常用量为 $75 \sim 150\ \mu g/d$ 或 $150 \sim 250\ \mu g/d$。

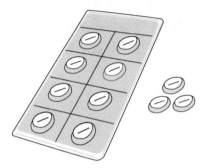

TSH 抑制治疗

无须放射性[131]I 治疗者，术后 1 周给予预计 LT_4 常用剂量的 1/2，服药后监测 TSH 浓度和甲状腺功能，逐渐增加药量至 TSH 抑制治疗目标，并维持三碘甲状腺原氨酸（T_3）、四碘甲状腺原氨酸（T_4）、血清游离三碘甲状腺原氨酸（FT_3），特别是血清游离甲状腺素（FT_4）在正常高值范围，以不出现临床甲状腺功能亢进为度。

不同患者对 TSH 耐受不同，TSH 抑制治疗强调个体化原则，对于老年人，我们可能会使用更为保守的用药剂量（表 20）。

TSH 抑制治疗目标是使 TSH 血浆质量浓度维持 $0.1 \sim 0.5\ mIU/L$，但高危患者的 TSH 质量浓度应维持在 $<0.01\ mIU/L$ 的水平。

长期补充外源性甲状腺素引起 TSH 水平下降产生的常见副反应包括：高代谢症状（如震颤、焦虑、失眠、畏热、心悸等）、骨质疏松症和心率异常等，对于这些患者不必强求达标，应适当减少甲状腺素用量，并密切随访。

表20　甲状腺素建议用量

年龄/合并疾病	剂量和起始量（甲状腺全切术后）
健康成年人（<50岁）	替代甲状腺功能：$2.6\sim2.8\ \mu g/$（kg·d）；抑制TSH：$2.0\sim2.5\ \mu g/$（kg·d），起始量：可足量起始
50～60岁，健康	替代和抑制剂量：同上，起始量：$50\ \mu g/d$
老年人（>65岁），健康	替代和抑制剂量：较健康成年人可能减少20％～30％；起始量：$25\sim50\ \mu g/d$，每3～4周加$25\sim50\ \mu g/d$
老年人（>75岁），健康	替代和抑制剂量：较健康成年人可能减少20％～30％；起始量：$12.5\sim25\ \mu g/d$，每3～4周加$12.5\sim25\ \mu g/d$
合并冠心病	替代和抑制剂量：目标剂量范围内的可耐受最大值，起始量：$12.5\sim25\ \mu g/d$，每3～4周加$12.5\sim25\ \mu g/d$

甲状腺次全切除术后，LT_4所需剂量往往低于甲状腺全切术后。

放射性[131]I治疗

DTC对放疗、化疗不敏感很少采用，但长久以来对于DTC术后是否需放射性[131]I治疗，国内一直存在争议，主要是由于缺乏系统、科学、长期的循证医学资料。

放射性[131]I治疗目的是清除残存微小病灶，清除残余腺体后

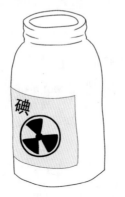

放射性¹³¹I 治疗

可提高扫描检查（wholebody scan，WBS）和术后血清学标志物 Tg 的敏感性和特异性，降低疾病复发及死亡风险。

根据不同的临床分期、患者年龄，选择不同的核素治疗剂量。治疗前 TSH 水平处于 30～50 mIU/L 疗效较好。

术后残余腺体较多时，放射性¹³¹I 治疗可能引起喉头水肿导致窒息，多次放射性¹³¹I 治疗容易诱导肿瘤病灶吸碘减少或出现去分化而不吸碘。

规范彻底的甲状腺手术，结合术后及时首次放射性¹³¹I 治疗，患者的远期疗效最好。

肿瘤残留、再发及再次手术问题

大多数的甲状腺癌属低度恶性的肿瘤，发展较慢，随访是极为重要的，不能轻易放弃再次手术根治的机会。

是否行再次手术及再次手术的术式应根据患者术前的局部情况、首次手术方式、术后病理类型和术后检查情况综合考虑。

再次手术后应序贯行放射性¹³¹I 治疗、TSH 抑制治疗。

甲状腺癌患者的随访和监测手段

由于大多数甲状腺癌病程缓慢，对甲状腺癌随访第一个目的是监测其复发，第二个目的是监控甲状腺抑制或替代疗法以避免替代不够或治疗过度。

（1）颈部超声、细针穿刺细胞学检查：甲状腺癌术后一般每半年至一年需行颈部超声检查，医生通常根据颈部超声复查情况调整复查间隔时间。如有异常结节或颈部异常淋巴结，在必要时会行细针穿刺细胞学检查进一步明确性质。

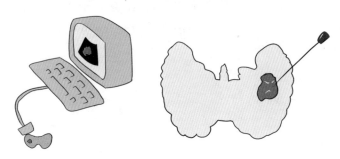

超声及穿刺检查

（2）甲状腺功能：甲状腺癌全切除术后服用 LT_4 的治疗剂量应个体化，并通过甲状腺功能的监测来制定和调整。<50 岁、既往无心脏病史的患者可以尽快达到完全替代剂量；≥50 岁患者服用左甲状腺素前要做常规心脏检查，一般从 $25\sim50\ \mu g/d$ 开始，每天 1 次口服，逐渐增加剂量达到治疗目标。患缺血性心脏病者起始剂量宜小，调整剂量宜慢，以防止诱发和加重心脏

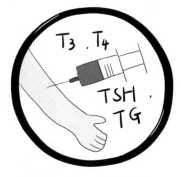

甲状腺功能及相关检查

171

病。初始治疗一般需要 4～6 周的时间，然后根据检查结果调整药物剂量。治疗达标后，需要每 6～12 个月复查 1 次有关激素指标，全甲状腺切除者需要终身服药。

（3）Tg、甲状腺球蛋白抗体（thyroglobulin antibodies，TgAb）：Tg 是人体内唯一由甲状腺合成、滤泡上皮细胞分泌的特异性蛋白质，甲状腺的大小是决定 Tg 水平的主要因素。临床常遇到患者因 Tg 值增高而恐惧肿瘤复发情况，单纯 Tg 升高而未发现甲状腺癌或转移灶影像学证据时，应如何分析 Tg 升高的影响因素以指导治疗，仍有待于进一步研究。TgAb 存在于 25％的甲状腺癌患者和 10％的普通人群，它一般用于检验 Tg 分析的诊断准确性。

甲状腺癌术后需要吃药吗？

TSH 慢性刺激与甲状腺癌

甲状腺滤泡高度分化，有聚碘和合成甲状腺球蛋白的功能，有研究认为，TSH 通过 cAMP 介导的信号传导途径调节甲状腺滤泡细胞的生长，可能发生甲状腺癌。有临床研究表明，TSH 抑制治疗在分化型甲状腺癌手术后的治疗过程中发挥了重要的作用，但 TSH 刺激是否是甲状腺癌的致病因素仍有待证实。

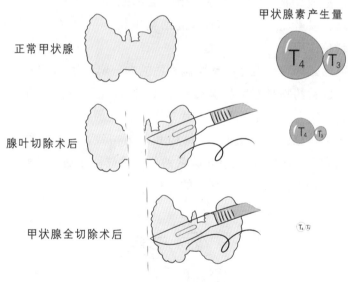

正常甲状腺

腺叶切除术后

甲状腺全切除术后

甲状腺素产生量

甲状腺功能减退的原因

甲状腺癌术后服用甲状腺激素吗

一方面，甲状腺激素有替代作用（简称"替代治疗"）：我们在本书的开篇即介绍过，甲状腺是合成甲状腺激素的场所，这是维持身体新陈代谢和各组织器官运转正常的重要物质。甲状腺

甲状腺癌的防治与康复

癌做了甲状腺切除手术之后，因为甲状腺激素合成减少，所以产量下降，造成甲状腺功能减退，需要额外补充。

另一方面，DTC 患者服用甲状腺激素对 TSH 有抑制作用（简称"抑制治疗"）：做了甲状腺切除手术的人，TSH 分泌量增加，DTC 的细胞上也有促甲状腺激素受体，当血中 TSH 升高时，癌细胞的生长可能被促进。因此，DTC 手术后，服用甲状腺激素把血中的 TSH 保持在比较低的水平，就可以避免 TSH 对 DTC 癌细胞生长起到刺激作用。

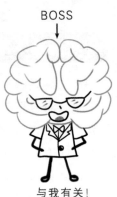

BOSS

与我有关！

甲状腺素抑制治疗与分泌机制有关

用什么药物来进行甲状腺癌术后的内分泌治疗

首选的药物是左甲状腺素钠片（LT_4），商品名有优甲乐、雷替斯、加衡等。左甲状腺素钠片是人工合成的甲状腺激素，与人体自身甲状腺合成分泌的 T_4 结构和作用一致，并且也能在人体内转化为 T_3。因此，左甲状腺素钠片虽然被称为是一种药物，但实际上它是人体内原本就存在的一种激素。

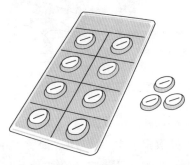

左甲状腺素钠片

甲状腺癌术后吃药需要注意哪些问题？

左甲状腺素钠片（如果想知道它为什么"姓左"而不"姓右"的话，请去研究一下为什么造物主把人体的氨基酸和它的子孙们都造成左旋结构）是人工合成的甲状腺素，人服用以后能够容易被吸收和利用，产生类似人体甲状腺激素的作用，可以替代损失或者缺少的甲状腺激素，主要用于各种原因引起的甲状腺功能减退症的补充及替代治疗。对于需要终身接受替代治疗的甲减患者，左甲状腺素钠片有副作用小、依从性好、肠道吸收好、治疗成本低等优点。

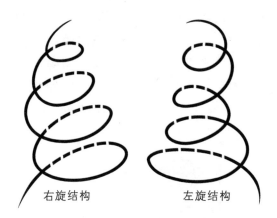

右旋结构　　　　左旋结构

"左右"是指的分子结构左右旋而非左右侧

为什么有的人口服左甲状腺素钠片效果不佳呢？其实有很多原因都会影响其吸收，导致其药物浓度下降，因此，口服左甲状腺素钠片需要注意下面一些问题：

1. 可靠的药品来源

需要到医院或者可靠的药店购买，以防购买到假冒伪劣的药品。

2. 口服左甲状腺素钠片的时间

左甲状腺素钠片每天仅用药一次，即可以保证血中的药物浓度，不需要分次口服。

研究显示：同样剂量的左甲状腺素钠片，空腹口服要比餐后口服更好地抑制 TSH 水平，起到节约药量的作用。一般建议大家服用左甲状腺素钠片时应在早上起床后（早餐前 1 小时）将一天的剂量一次性用清水送服。（清晨服药更符合甲状腺激素的昼夜节律性变化。一般来说，服用左甲状腺素钠片 5～6 小时后达高峰，如果晚上吃，凌晨 3 点左右恰好达高峰，兴奋得心脏怦怦跳，那还要不要快乐地睡觉了？）但是在日常生活中，药物的依从性也是需要被考虑的问题。现在的许多年轻人起床很晚，但又需要在上班前解决早餐，在这种情况下，睡前服药或许是最佳的选择。对于不喜欢早上吃药的朋友，以及必须喝咖啡醒神的上班族，可以选择在晚餐后至少 3 小时服用（空腹状态）（美国 ATA 指南的建议），有研究认为这样能以较少的药量达到较好的效果，同时对心脏等的副作用也并没有那么强烈。

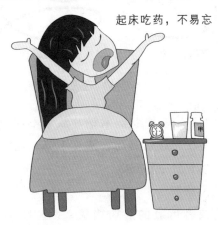

起床吃药，不易忘

早上吃药最佳

服药之后不要立即喝葡萄柚、黄豆类、浓咖啡、牛奶、豆浆等，也不要服用钙片、质子泵抑制剂等，因为这些会影响左甲状腺素钠片的吸收。

坚持规律用药，不要擅自中断。

3. 如何保存左甲状腺素钠片

如果需要掰开服用左甲状腺素钠片，建议将掰开剩余的药物用密封的小瓶保存，以免因药物受潮而影响药效。

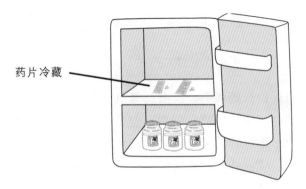

药片冷藏

建议在 25℃ 以下保存，夏季高温天可放入冰箱冷藏

4. 影响左甲状腺素钠片吸收、代谢的因素

健康个体服药后约 2 小时血药浓度达高峰。如果患者有胃肠道疾病、肝硬化、胃酸缺乏等吸收障碍综合征等，这些情况会影响左甲状腺素钠片的吸收。

左甲状腺素钠片里含有乳糖的成分，有一部分人存在乳糖不耐受（如牛奶不耐受）的情况，可能会对左甲状腺素钠片不耐受。

左甲状腺素钠片清除主要在肝脏代谢，服用对肝脏有影像的药物如巴比妥盐、苯妥英钠、卡马西平、利福平等都会加速左甲状腺素钠片的代谢，导致药物体内作用时间缩短，血药浓度下降。因此，这类患者可能需要增左甲状腺素钠片的用量。

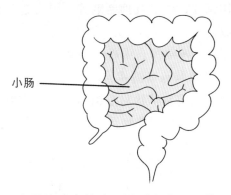

小肠

左甲状腺素钠片口服后在小肠吸收

胃黏膜保护药硫糖铝、抗酸药氢氧化铝、质子泵抑制剂、补铁补钙的药物（比如铁剂、钙剂）等会妨碍左甲状腺素钠片的吸收，应至少2小时后再服用这些药物，推荐间隔4小时最优。

美沙酮、镇痛药物二醋吗啡、化疗药5-氟尿嘧啶、治疗乳腺癌和卵巢癌的他莫昔芬、抗骨质疏松药物雷洛昔芬等均可导致左甲状腺素钠片消除延缓，与这类药物合用时，可适当减少左甲状腺素钠片的使用剂量。

比较少见的因素：如甲状腺激素抵抗综合征，脱碘酶异常；更少见的病因是垂体单纯对 T_3 反应差。

5. 建议

口服左甲状腺素钠片要与一些药物、饮料食品等间隔一段时间。

口服左甲状腺素钠片4小时后再服以下药物：氢氧化铝、碳酸钙、硫糖铝、胆汁酸螯合剂（考来烯胺、考来替泊）、维生素 D 和钙等。

口服左甲状腺素钠片4小时后再使用以下饮食：葡萄柚、黄豆类、浓咖啡、牛奶、酸奶、豆浆及高纤维饮食。

治疗期间的一些注意事项

（1）无论因为何种原因到医院就诊时，都要告诉医生您的甲状腺激素治疗情况。

（2）如果有其他疾病也同时需要治疗，治疗前要告诉医生您正在服用甲状腺激素治疗的情况。这是因为治疗其他疾病的药物可能对甲状腺激素的作用产生干扰，可能需要调整甲状腺功能的复查计划。

（3）如果新出现某些不舒服的症状，要尽快就诊，听从医生的指导。

（4）计划怀孕和发现怀孕时，要立即就诊，听从医生的指导。

（5）怀孕和产后哺乳阶段，不要擅自停用甲状腺激素，必须听从医生的指导。左甲状腺素钠片可以用于怀孕和哺乳女性。

（6）更换不同牌子的左甲状腺素钠片（如优甲乐换为雷替斯）后，即使服用与换药前同样的剂量，更换后 4～6 周也要复查。

甲状腺癌术后吃药有哪些副作用？

患者："医生，是药三分毒，如果我长期服用甲状腺素会不会有什么副作用？"

医生："有，不过我有办法！初始小剂量吃药，后续常复查指标。"

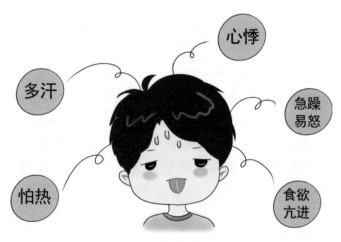

吃药会有甲亢症状吗

我们临床上常服用的左甲状腺素钠片其实补充的是人体所必需的甲状腺素，一般来说对身体伤害不大。但是，如果服药不合理，可能会出现以下几种副作用：

1. 心跳加快、血压升高

甲状腺激素就是让人代谢更快、让人更兴奋的激素，服用剂量过多时，人就会出现心跳加快、血压上升的反应。

这种副作用对于冠心病、动脉硬化、高血压、心功能不全、心动过速等心脏病患者身上的时候，就可能会引起危险。

医生建议：服药期间，尤其是上述人群，要注意定期复查甲状腺功能，以防药物过量。

2. 出血

甲状腺素可以增强抗凝药物的疗效，引发出血。经常使用抗凝药的人，如有房颤、肺栓塞、下肢深静脉血栓的人，两药同服，更容易出现这种副作用。

医生建议：上述患者用药时一定要密切监测凝血指标的变化，一旦发现凝血指标异常，要及时调整抗凝药物的剂量。

3. 提高血糖

左甲状腺素钠片可能会降低降糖药的疗效，所以糖尿病患者如果要用到左甲状腺素钠片，要多注意监测血糖。

医生建议：刚开始服药或调整剂量时，规范持续的测量血糖情况，观察血糖是否有波动，必要时在医生指导下调整用药。

4. 骨质疏松

大剂量药物可能引起骨质进一步下降，对骨质疏松症的高发人群，如绝经后的女性来说，是雪上加霜。

医生建议：绝经后的女性在服药期间须定期复查甲状腺功能，以防药物过量。

特别提示：对于老年患者或基础疾病较多的患者，为了降低副作用的发生，甲状腺素可以从小剂量补充再逐渐加量。（详见"甲状腺癌术后常用规范治疗有哪些？"）

甲状腺癌复查当天，需要停用左甲状腺素钠片吗？

患者："我今天没有吃左甲状腺素钠片，要不要紧啊？"

"甲状腺功能复查前需要空腹？停药？"

医生："No！（不需要！）"

表 21 是关于患者常用药物——左甲状腺素钠片（LT_4）的一个有趣的例子，根据左甲状腺素钠片的半衰期平均 7 天计算，即使每 7 天服药 1 次，经过 5 个半衰期后，其药物浓度也可以达成比较稳定的状态。因此，对于每天服药的人来说，检查当天是否停服左甲状腺素钠片，对于复查甲状腺功结果影响不大。

表 21　关于左甲状腺素钠片的数学题

1	→	0.5
1.5	→	0.75
1.75	→	0.875
1.875	→	0.937 5
1.937 5	→	0.968 75

注意：甲状腺癌术后及孕妇在服用左甲状腺素钠片的过程中是不建议随意停服的，除非医生有交代。

抽血需要注意以下问题：

（1）抽血当天应正常用药，以客观反映药物的治疗效果，便于医生调整药量。

（2）抽血当天不需要空腹，因为正常饮食对甲状腺功能测定并无影响。

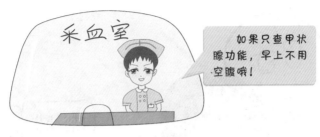

复查须知

（3）需要避免过度进食，尤其要避免进食大量糖类食物后抽血。

（4）有些患者在抽血检查甲状腺功能时，可能需要同时检查肝功能、血脂，这时候就需要空腹抽血了，否则会影响肝功能、血脂的结果。

（5）要在安静状态下抽血，避免剧烈运动、情绪紧张。

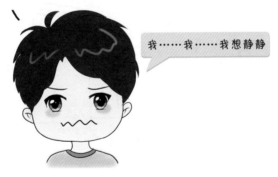

需要在安静状态下抽血

（6）抽血前一天不要熬夜，不要喝兴奋性的饮料（酒、咖啡等）。

（7）如果同时服用了某些会影响甲状腺功能的药物，如糖皮质激素、性激素、胺碘酮、多巴胺、溴隐亭、苯妥英钠、锂剂

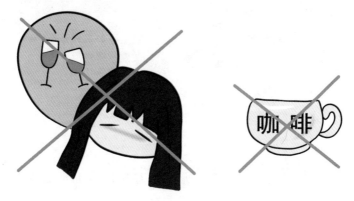

不要喝兴奋性饮料

等，请提前告诉医生。

为什么有时候不同医院甲状腺功能的检测结果不一样？

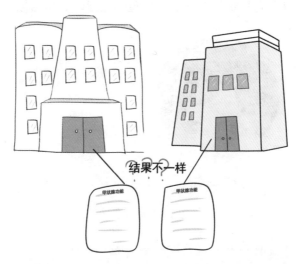

为何不同医院甲状腺功能检测结果不一样

很多患者很纳闷，感觉到不同医院检查甲状腺功能检测结果会有一些差异。要解释这个问题需要从影响甲状腺功能检测项目的因素说起。

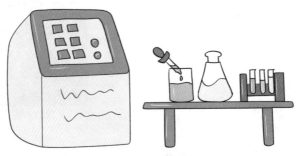

不同医院仪器、试剂、检测方法可能不同
分析方法种类繁多

首先，不同厂商设备检测存在细微的临床结果差异。因为目前免疫分析测定激素的原理包括放射免疫分析法、自动化学发光免疫分析法、自动酶联免疫分析法等，方法众多，试剂厂商的种类也众多。不同厂商设备及试剂都有各自不同的检测敏感度、抗干扰性等等，也就是说有不同的衡量标准就会导致不同的临床参考范围差异和检测结果的差别。

其次，甲状腺激素有昼夜节律和脉冲分泌的特性，如 TSH 夜间达到峰值，最低值见于 10：00 至 16：00，所以如果患者需要长期连续监测 TSH 的情况，建议采血时间相对固定。

再次，有些药物对甲状腺激素测定结果会有影响，这些药物会短暂影响人体甲状腺激素含量，如 LT_4、肝素、多巴胺、糖皮质激素、苯妥英等，复查时需要在排除药物影响的前提下，得出真实的测量结果。

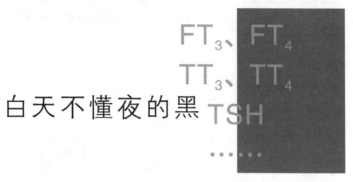

FT$_3$、FT$_4$

TT$_3$、TT$_4$

白天不懂夜的黑 TSH

……

甲状腺激素有昼夜节律

最后，有些个体患者体内存在一些干扰因子，也会导致检测结果的不真实性。如嗜异性抗体引起结果的假阴性或者假阳性，再如 TSH 异构体也会影响 TSH 测量值。

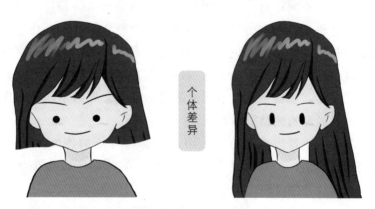

个体差异

个体差异会有干扰作用

甲状腺术后碘治疗有什么用？一定要做吗？

甲状腺癌术后放射性[131]I治疗的作用

甲状腺是体内唯一可以利用碘的器官，甲状腺组织摄取碘后合成甲状腺激素，维持人体正常的生理活动。

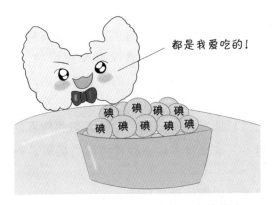

都是我爱吃的！

碘 碘 碘 碘
碘 碘 碘 碘 碘

甲状腺是体内唯一可以利用碘的器官

[131]I治疗甲状腺癌主要有两个方面的作用

(1)[131]I去除残留甲状腺组织（又称"清甲"治疗）。

(2)[131]I清除甲状腺癌转移灶（又称"清灶"治疗）。

[131]I治疗甲状腺癌的原理

(1)[131]I口服2～3小时后吸收入血，被甲状腺大量吸收。

(2)[131]I衰变时能放射出β粒子，β粒子通过电离作用破坏甲状腺细胞。

(3) 由于β粒子在甲状腺内平均射程只有1～2 mm，能选择性地破坏甲状腺腺泡上皮而不影响邻近组织，甲状腺组织受到长时间集中照射，其腺体被破坏后逐渐坏死，从而达到彻底清除残留少量甲状腺组织的目的。

一定要做放射性^{131}I治疗吗

目前治疗理念发生了变化，一般认为低危甲状腺癌患者不需要做^{131}I治疗，中危复发的患者视情况而定，只有高危甲状腺癌患者要做。换句话说，目前大部分患者是不需要做^{131}I治疗的。

符合下列适应证者应做^{131}I治疗：①原发灶最大直径大于4 cm；②肿瘤突破甲状腺包膜；③已有肺、肝、骨等远处转移的患者；④甲状腺乳头状癌的不良病理亚型，肿瘤病灶多发，原发肿瘤直径大于4 cm；⑤肿瘤虽然没有突破甲状腺包膜却大于1 cm，伴有淋巴结转移，血管浸润的非乳头状癌，有辐射暴露史的患者。

符合下列禁忌证患者不能做：①妊娠期和哺乳期妇女；②甲状腺术后伤口未完全愈合者；③肝肾功能严重损害者；④WBC＜3.0×10^9/L者。

碘治疗是否可以取代手术治疗

^{131}I治疗是不能替代手术治疗和甲状腺术后 TSH 抑制治疗的，它通常只是作为 DTC 手术后的辅助治疗，可以有效地控制甲状腺癌术后复发。

清除残留甲状腺的意义：

（1）降低复发率及转移率。

（2）有利于^{131}I扫描，发现转移灶。

（3）有利于^{131}I治疗转移病灶。

（4）便于治疗后检测 Tg 进行随访。

碘治疗应该什么时候做

在长期的临床观察中发现碘治疗可能会对患者甲状旁腺的功能产生影响。临床上永久性甲状旁腺的患者很少见，而对于甲状腺全切的患者来说，一过性甲状旁腺功能损伤则较常见。一般建议患者如果存在甲状旁腺功能受损，最好待复查甲状旁腺功能基本恢复后再做碘治疗，以免一过性甲状旁腺损伤变成终身损伤。

做碘治疗需要做哪些准备

治疗前建议：

（1）了解患者所做检查结果尤其是病理结果、手术方案、范围、淋巴结转移情况。

（2）禁食含碘食物及药物 4 周，可以提高残留甲状腺组织对 ^{131}I的摄取。

（3）测定 FT_3、FT_4、TSH、Tg、TgAb、甲状旁腺激素及甲状腺摄碘率。

（4）停 LT_4 2～3 周，至 $TSH > 30$ mU/L 才有效果。

^{131}I 治疗有哪些副作用

在接受 ^{131}I 治疗的过程中，往往需要与身边的人隔离数日，尤其是家中有孕妇或孩子。

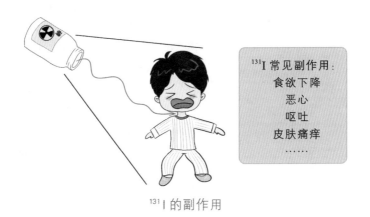

^{131}I 常见副作用：
食欲下降
恶心
呕吐
皮肤瘙痒
……

^{131}I 的副作用

主要的副作用：①喉头水肿，主要表现为颈前区局部胀痛，严重者可发生呼吸困难，可给予激素以减轻症状；②放射性腮腺炎，嘱患者多漱口、咀嚼等有一定的预防作用；③便秘，嘱患者适当活动，必要时给予促排泄的药物；④恶心、呕吐，给予护胃、止吐处理；⑤失眠，可予助眠药物。

另外，治疗期间建议多饮水和及时排尿，也可以减轻治疗相关副反应的发生。

小结

1. 并非所有甲状腺癌都用^{131}I治疗获益，需要视情况而定。
2. 进行^{131}I治疗需要视时机而定，否则会造成一些不必要的功能损伤。
3. ^{131}I治疗期间一定要配合医生禁碘饮食、停用左甲状腺素钠片。

接受碘治疗需要注意哪些事情?

一般建议患者在接受[131]I 治疗前要停用左甲状腺素片 2～4 周，并低碘饮食 1～2 周。如果患者最近接受使用过含碘的药物，如 CT 造影剂、碘油、胺碘酮等，则[131]I 治疗的时间需要推迟（表 22）。

表 22　相关药物及建议与[131]I 治疗的间隔时间

影响药物	建议间隔时间
含碘的止咳药、微量元素补充剂及外用试剂，碘化钾溶液	2～3 周
静脉用水溶性含碘对比剂	6～8 周
碘油、脂溶性含碘对比剂	3～6 个月
胺碘酮	3～6 个月

如果怀孕或哺乳的母亲服用了[131]I，母体内的[131]I 会通过胎盘或乳汁进入到胎儿或婴儿体内，对胎儿和婴儿的甲状腺造成损害。因而，妊娠期和哺乳期的女性患者严禁进行[131]I 治疗。在计划[131]I 治疗后建议育龄期女性患者注意避孕。哺乳期女性至少停止哺乳 6 周（最好是 3 个月后），才可以接受[131]I 治疗。

[131]I 治疗前停用甲状腺激素药物会有什么影响

治疗前停用甲状腺激素药物是为了使[131]I 能更好地被体内残留甲状腺组织及癌细胞吸收，从而最大限度地发挥治疗作用。

停用甲状腺激素后，患者可能有一些副反应：如一过性乏

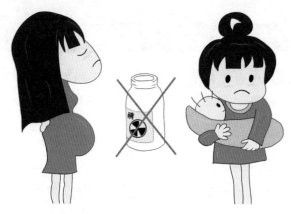

妊娠期和哺乳期女性患者是严禁进行^{131}I治疗的

力、怕冷、易睡、体重增加、肌肉酸痛、腹胀、便秘、月经紊乱等甲减症状，有的患者还会有情绪低落、抑郁等。

通常情况下，这些症状都比较轻，而且在^{131}I治疗后或恢复服用甲状腺激素药物后，上述情况就会逐步消失，并不会给患者造成长期不良后果。如果在停药期间发现上述情况比较严重，或者不能耐受停药后引起的这些症状，或者因为同时有一些其他疾病不适合停药（如心动过缓等），有条件的医院会使用"注射重组人促甲状腺激素方案"来代替停药。

^{131}I治疗的过程痛苦吗

^{131}I治疗患者总体上来说绝大多数人都可以耐受，副反应都比较轻，仅有少数患者需要辅助药物治疗副反应。

^{131}I怎样治疗

（1）目前常用的治疗方法是空腹或禁食4小时后口服^{131}I溶液，建议患者尽量完全地将药瓶中的药液服下。

（2）医生或护士会再冲洗药瓶1~2次再给患者服用以防止药

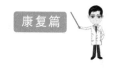

瓶中药液残留。

（3）服完药液后建议患者多喝一些水以减少口腔里的^{131}I残留。

（4）服用^{131}I后2小时内不要进食，这是为了减少食物对^{131}I吸收的影响。

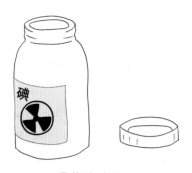

喝药液就可以

^{131}I治疗会有哪些不适

（1）颈部肿胀，少数患者会有疼痛或压迫感，极少数会影响到呼吸。

（2）食欲不振、恶心，少数患者会发生呕吐。

（3）少数患者会有白细胞、血小板的下降。

（4）眼干、流泪、口干、味觉减退、腮腺肿痛等。

这些反应通常在1～2周内自行缓解。

治疗小贴士

（1）治疗前，如曾有特殊疾病或情况请告知医生，以便预防性用药和对症处理；治疗后，如发生较严重的副作用应及时就医。

（2）建议^{131}I治疗后的6个月内避孕。

（3）关于^{131}I治疗是否会引发其他恶性肿瘤，目前有争议，尚无定论。

治疗期间有哪些辐射安全的注意事项

（1）注意与婴幼儿和孕妇隔离。

（2）严禁随地吐痰，痰或呕吐物最好吐入卫生间的水池内或坐便器内以便冲洗。

（3）宜使用坐便器，避免排泄物外溅。

（4）勤洗手，如怀疑排泄物污染环境，应及时通知医务人员。

（5）如怀疑排泄物污染身体、衣物，应及时冲洗更换干净衣物。

住院期间携带的个人物品，如手机、电脑、图书等，出院前宜进行表面污染检测。若污染明显超标，应放置衰变至安全水平后方可再次使用，建议只携带必需用品。

^{131}I 治疗后还需要低碘饮食吗

目前，还没有任何规范或指南等要求在出院后低碘饮食的。建议 ^{131}I 治疗后患者正常饮食，可以避免高碘饮食，不是绝对要求低碘饮食，更不可能需要忌碘。

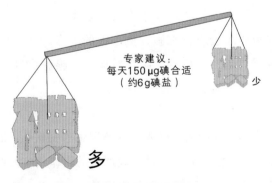

专家建议：
每天150μg碘合适
（约6g碘盐）

少

多

碘多碘少都不行

¹³¹I 治疗出院回家后要注意什么吗

（1）出院时患者体内的¹³¹I 放射性活度低于 400 MBq（即 10.8 mCi）。

（2）尽可能做到患者与接触者保持约 2 m 的距离，采取生活区域分开等措施。

（3）建议患者回家后的 2～3 周内避免性生活。

（4）限制与儿童密切接触时间（一般为 1～3 周）。

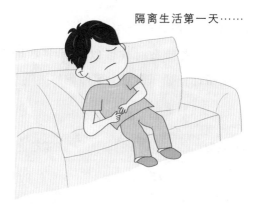

隔离生活第一天……

需要注意与特殊人群的接触

¹³¹I 治疗出院后多久可以正常上班？

出院后多久可以正常上班，取决于自身身体状况和辐射安全考虑（表 23）。

表 23　恢复工作建议

治疗剂量	上班时间
＜1 850 MBq（50 mCi）	体内残留辐射不影响正常上班
1 850～3 700 MBq（50～100 mCi）	3 天后可以上班

甲状腺癌的防治与康复

续表

治疗剂量	上班时间
3 700～5 550 MBq（100～150 mCi）	7 天后可以上班
5 550～7 400 MBq（150～200 mCi）	10 天后可以上班
7 400 MBq（200 mCi）及以上	上班至少要等到 12 天以后

注意：如果工作中接触的人群主要为婴幼儿或者孕妇时，以上时间需要增加 3 倍。

^{131}I 治疗出院后什么时候可以怀孕

^{131}I 治疗出院后患者什么时候可以生育主要基于两个前提：①甲状腺功能相关指标；②辐射对生殖细胞的影响（表 24）。

表 24　避孕建议

治疗剂量	避孕时间
5 000 MBq（约 135 mCi）以内	4 个月
6 000 MBq（约 160 mCi）	6～12 个月
男性	4～6 个月

甲状腺癌也是癌，它如何转移？

甲状腺癌既然被称为癌，即使它是"懒癌"，也仍旧是可以转移的。甲状腺癌常见的转移途径有淋巴结转移和血行转移。

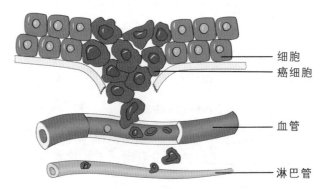

细胞
癌细胞
血管
淋巴管

甲状腺癌的淋巴结转移和血行转移

甲状腺癌的淋巴结转移

甲状腺癌的淋巴结转移是指甲状腺癌细胞入侵淋巴系统并在淋巴结系统生长，这是甲状腺癌最常见的转移方式。

甲状腺癌淋巴结转移特点

（1）甲状腺癌容易转移到同侧中央区（通常认为这是转移的第一站，这也是为何大部分甲状腺癌常规清扫中央区淋巴结的原因）。

（2）其次是侧颈区，往往在中央区淋巴结转移的基础上发生。

（3）少数情况会出现"跳跃式"转移，即中央区没有转移而侧颈部淋巴结有转移。

（4）4 种甲状腺癌转移到淋巴结的发生率不同，甲状腺乳头状癌占 30％～60％，滤泡状癌占 10％～20％，髓样癌占 30％～50％，未分化癌占 60％。

甲状腺癌淋巴结转移的表现

（1）甲状腺癌转移至颈部淋巴结时，早期可能没有任何症状，增大到一定体积时会出现颈部无痛性肿块。

（2）侵犯喉返神经、喉上神经，会引起声音嘶哑，饮水呛咳。

（3）侵犯喉和气管，会引起呼吸道梗阻、气促、呼吸困难、刺激性咳嗽等。

（4）侵犯食管会引起进食困难。

因此，定期复查和超声检查很重要，如果超声检查发现颈部淋巴结转移，则可能会建议进一步做增强 CT 检查和淋巴结穿刺活检。

甲状腺癌的血行转移

甲状腺癌的血行转移是指甲状腺癌细胞侵入到血液循环系统，从而转移至全身远处的器官，如肺、肝、脑、骨骼等。

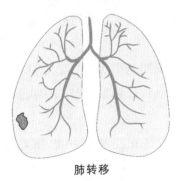
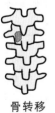

肺转移　　　　　　骨转移

甲状腺癌的血行转移

　　血行转移在甲状腺低分化癌和未分化癌中更为常见，滤泡状癌和髓样癌次之，甲状腺乳头状癌则相对少见。

　　最常见的转移部位是肺（50%），其次为骨骼（25%），好发部位脊柱＞肋骨＞骨盆，脑转移则常见于大脑，小脑少见。转移部位会出现相应症状，肺部或胸腔转移可引起咳嗽、咯血、胸痛等不适；骨转移可发生病理性骨折、骨痛等。脑转移会出现头痛、恶心、呕吐、精神异常等。

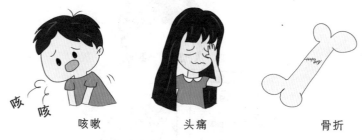

咳嗽　　　　　　头痛　　　　　　骨折

甲状腺癌转移会出现相应症状

甲状腺癌往远处转移了怎么办？

甲状腺癌复发转移的治疗策略

甲状腺癌如果发生了复发并远处转移，医生会先评估患者的情况（表25）：

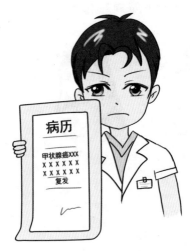

甲状腺癌的复发转移

（1）如果评估情况是可以手术切除，手术治疗依旧是首选。

（2）如果转移病灶能够摄取碘，可以尝试放射性碘治疗。

（3）放射治疗。

（4）如果肿瘤处于稳定的情况，没有症状也没有侵犯重要结构，医生也可能建议继续使用药物治疗并密切随访。

（5）对部分难治性 DTC 复发，可能尝试化疗或分子靶向治疗。

表 25　分化不同的甲状腺癌转移灶治疗策略不同

分化类型		治疗策略
分化型甲状腺癌（包括甲状腺乳头状癌和甲状腺滤泡状癌）	肺转移	在甲状腺癌中较常见，主要以放射性碘治疗（RAI）为主，这取决于转移病灶是否能够摄取碘，必要时可以每半年至一年做一次放射性[131]I 治疗
	骨转移	如果骨转移灶有较强的摄碘能力，可以用放射性[131]I治疗。但是多数情况下效果并不理想，如果出现单发的骨转移灶，医生可能采用手术切除和放射性[131]I联合治疗，这样既能缓解骨疼痛又能消除转移病灶
	脑转移	由于"血脑屏障"的存在，靶向药物和放射性[131]I对于颅内转移灶效果均较差，如果是脑部小的单个的病灶转移可以考虑使用"伽马刀"等治疗手段
甲状腺髓样癌和甲状腺未分化癌		这两种甲状腺癌摄碘能力较差，因而使用放射性[131]I无效。能手术切除仍建议手术切除，并常联合使用放疗、化疗或靶向药物治疗等

甲状腺癌术后随访备忘录的内容和目的是什么？

尽管甲状腺癌总体预后不错，但与其他恶性肿瘤一样，仍旧存在复发和转移的可能，因此，术后积极的配合和随访有利于及早处理复发或转移灶（表26、表27）。

表 26　随访时间表

发病时间	复查时间	复查内容
第1年	1次/2个月或1次/3个月	甲状腺功能三项（FT_3、FT_4、TSH），部分医院甲状腺功能五项（FT_3、FT_4、TT_3、TT_4、TSH）。必要时 Tg、TgAb、彩超、喉镜、甲状旁腺功能、电解质、血清降钙素、CT、核素、穿刺检查等
第2年—第5年	1次/6个月	甲状腺功能三项（FT_3、FT_4、TSH）部分医院甲状腺功能五项（FT_3、FT_4、TT_3、TT_4、TSH），必要时 Tg、TgAb、彩超、血清降钙素、CT、核素、穿刺检查等
第5年之后	1次/年	甲状腺功能三项（FT_3、FT_4、TSH），部分医院甲状腺功能五项（FT_3、FT_4、TT_3、TT_4、TSH）。必要时 Tg、TgAb、彩超、血清降钙素、CT、核素、穿刺检查等

注意：

1. 如出院时无特殊交代，术后可基本恢复饮食。有些医生建议患者低碘饮食，需要进行碘放射治疗的患者遵核医学科医生遗嘱禁食含碘食物如海带、紫菜等及加碘盐。

2. 复查前准备。复查时请携带本人病历复印件如出院小结、病理结果等。

可继续遵嘱服用左甲状腺素钠片，如仅复查甲状腺相关血液检查项目可不需要空腹。尽量早一点到医院，因为甲状腺功能结果回报的时间稍长。

3. 术后服用左甲状腺素片的患者，应根据 TSH 的水平来调左甲状腺素钠片的用量，需将 TSH 值控制在正常与轻度甲状腺功能亢进之间。因而我们常在一年内建议每 2 个月到医院复查以调整药物剂量。

4. 如果出现任何不适，或者体重明显变化，应及时去医院就诊调整用药。

5. 怀孕女性患者请及时到医院就诊调整用药，并在孕期定期复查调整药物用量。

表 27　随访内容和目的

随访内容	随访目的
甲状腺超声检查	超声检查具有无创伤、无辐射、操作简便等特点，因此是甲状腺癌术后首选的随访方法，它可以发现医生触诊不能摸到的复发甲状腺癌或者转移性病灶
甲状腺功能	FT_3、FT_4、TT_3、TT_4、TSH 等，不同医院复查习惯略有不同。需要定期监测甲状腺功能，然后根据检查的结果调整用药
甲状腺球蛋白	常用于全甲状腺切除术后患者复查。动态监测血清甲状腺球蛋白可以预测早期复发和转移。这是由于甲状腺球蛋白由甲状腺组织分泌，正常情况下仅有少量的甲状腺球蛋白释放入血（$<10\ \mu g/L$）。全甲状腺切除术后降低或者测不出，甲状腺球蛋白升高则需要警惕肿瘤复发或者转移 小于 $1\ \mu g/L$：复发概率很低 $1\sim10\ \mu g/L$：复发概率约 20% 大于 $10\ \mu g/L$：复发概率约 60%

随访内容	随访目的
甲状旁腺素和电解质	有部分患者术后有一过性的低钙，需要查这两项检查评估低钙的原因和情况
血清降钙素	正常人血清中降钙素含量甚微。术后监测血清降钙素是监测甲状腺髓样癌治疗效果、早期发现复发或者转移病灶的有效方法

此外，胸部 CT、腹部 B 超、头颅 MRI、全身骨扫描、PET 等检查也有助于发现远处转移灶。

参考文献

[1] 田文,姚京.重视甲状腺结节规范化诊治[J].中国实用外科杂志,2015,35(6):579-583.

[2] 佚名.甲状腺结节影像检查流程专家共识[J].中华放射学杂志,2016,50(12):911-915.

[3] 林岩松,张彬,梁智勇,等.复发转移性分化型甲状腺癌诊治共识[J].中国癌症杂志,2015,25(7):481-496.

[4] 佚名.甲状腺癌诊疗规范(2018年版)[J].中华普通外科学文献(电子版),2019,13(1):7-21.

[5] 中华医学会核医学分会.131I治疗分化型甲状腺癌指南(2014版)[J].中华核医学与分子影像杂志,2014,34(4):264-278.

[6] 胡欣,李春睿,徐书杭,等.2015年美国甲状腺学会儿童甲状腺结节与分化型甲状腺癌管理指南的介绍[J].中华内分泌代谢杂志,2016,32(4):265-268.

[7] 葛明华,徐栋.甲状腺良性结节、微小癌及颈部转移性淋巴结热消融治疗浙江省专家共识(2015版)[J].中国普通外科杂志,2016,25(7):944-946.

[8] 郭晔,梁军,吕静,等.碘难治性分化型甲状腺癌靶向药物不良反应管理专家共识(2018年版)[J].中国癌症杂志,2018,225(7):70-78.

[9] 佚名.复发转移性分化型甲状腺癌诊治共识[J].中国癌症杂志,2015,25(7):481-496.

[10] 中华医学会内分泌学会《中国甲状腺疾病诊治指南》编写组.中国甲状腺疾病诊治指南:甲状腺结节[J].中华内科杂志,2008,47(10):867-868.

[11] 王平,吴国洋,田文,等.经口腔前庭入路腔镜甲状腺手术专家共识(2018版)[J].中国实用外科杂志,2018,38(10):1104-1107.